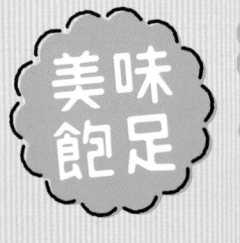

美味飽足

減醣便當

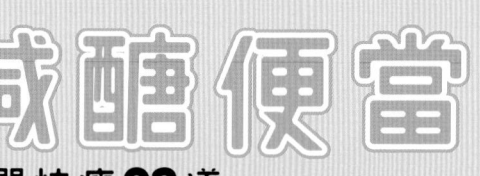

簡單快瘦 **92** 道
這對夫婦 **3** 個月各減 **10** kg

YUKIRICHI

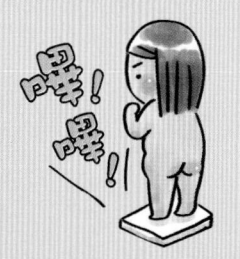

我是住在日本秋田的YUKIRICH，我和先生兩人一起生活。

剛開始在Instagram上分享便當或餐食時，主要是以色彩繽紛、賞心悅目，所謂的「吸睛」為目的，但現在不會過度努力，只是單純分享「每天實際吃的」餐食，2017年12月開始經營的部落格，作為我們夫妻的低醣減重紀錄，介紹了各種低醣的「簡單食譜」等。

本來其實沒有特別設定目標就開始的低醣減重，經過約3個月夫妻各自成功減輕了10kg！

本書儘可能淺顯易懂地介紹，**我們夫妻開始低醣減重的原委**，以及為了減重我們所做過事情的整體狀況。

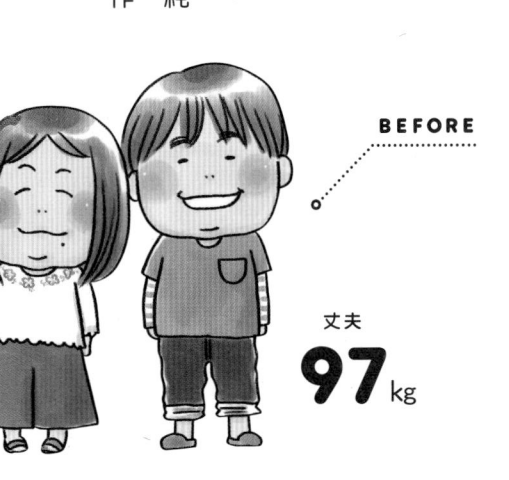

BEFORE

我
70kg

丈夫
97kg

成功的第一個關鍵，在於不是一個人減重，而是**兩個人一起減重**。如果是一個人很容易會偷懶，有人陪伴的話，可互相競爭、彼此鼓勵，比較不容易半途而廢呢！

再者，是抱著只要比現在瘦一點就好，這種沒有壓力的心態開始的。只要減少醣類、替換食材就好，一點都沒有忍耐過度的感覺，像在玩遊戲這麼愉快當中，不知不覺體重就減輕了。

最重要的重點是，以事先做好的備用菜為主軸，下工夫製作「雖然是低醣，但能有飽足感的便當」。以下會詳細介紹如何下工夫製作這種便當，以及簡單的食譜。

若能成為各位讀者重要的參考，我將感到無上的喜悅。

YUKIRICHI

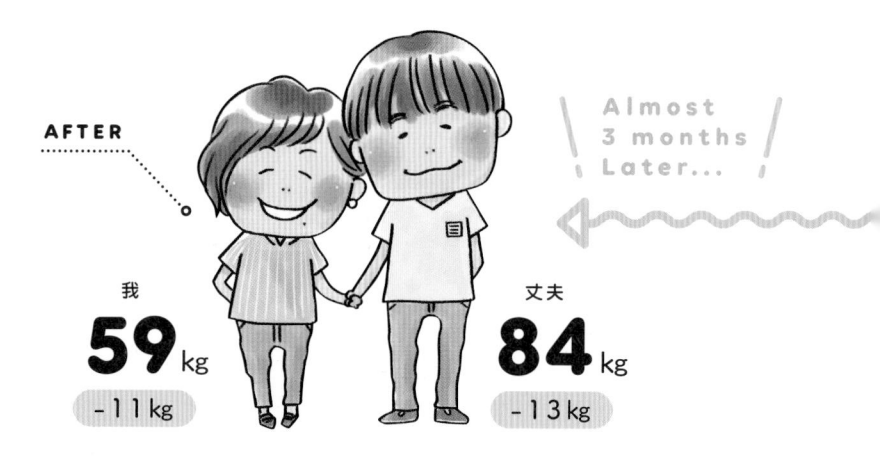

AFTER

Almost
3 months
Later...

我
59kg
-11kg

丈夫
84kg
-13kg

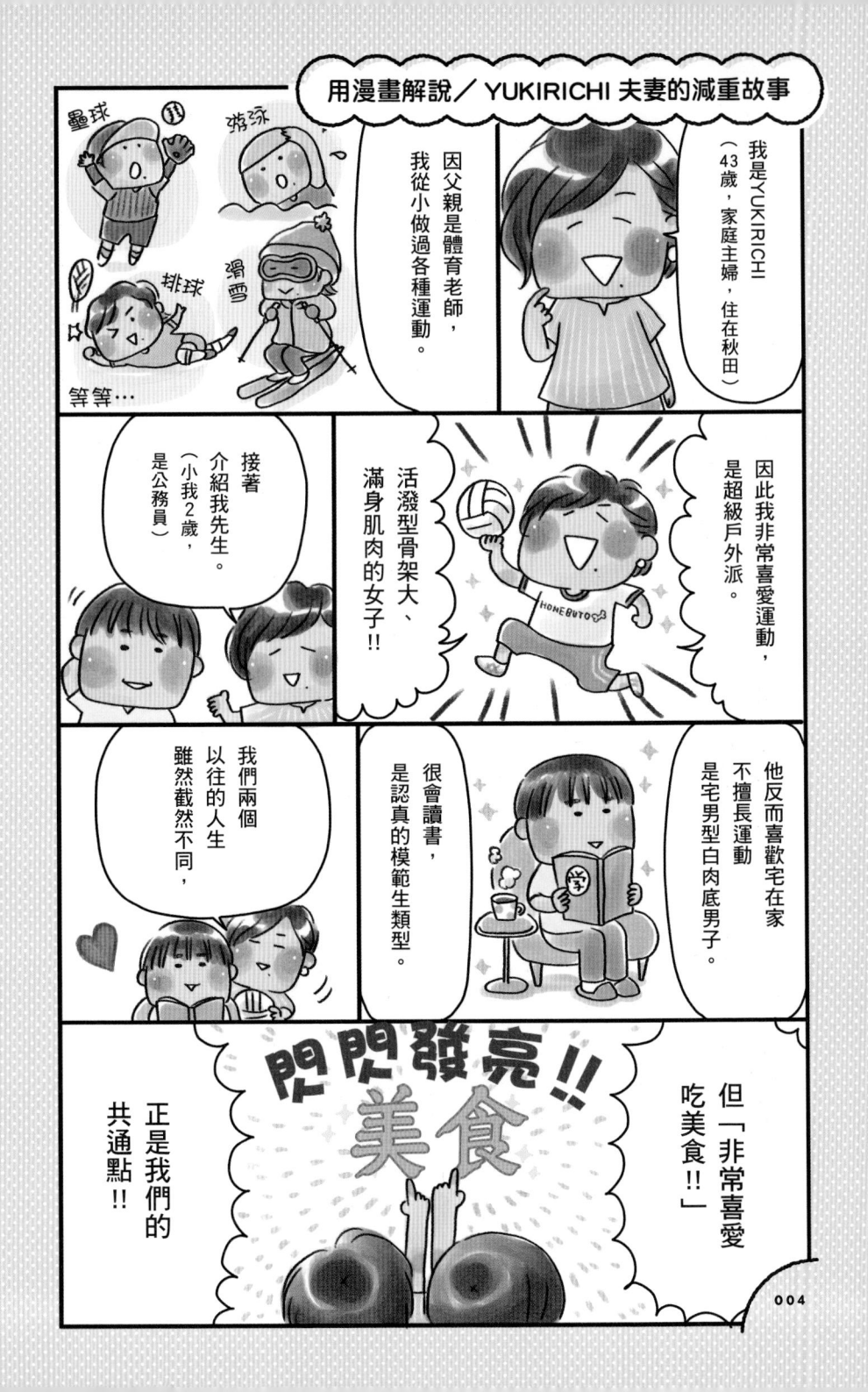

用漫畫解說／YUKIRICHI 夫妻的減重故事

我是YUKIRICHI（43歲，家庭主婦，住在秋田）

因父親是體育老師，我從小做過各種運動。

壘球 游泳 滑雪 排球 等等…

因此我非常喜愛運動，是超級戶外派。

接著介紹我先生。（小我2歲，是公務員）

活潑型骨架大、滿身肌肉的女子！！

HONEBUTO

他反而喜歡宅在家不擅長運動是宅男型白肉底男子。

很會讀書，是認真的模範生類型。

文字

我們兩個雖然以往的人生截然不同，

但「非常喜愛吃美食！！」

正是我們的共通點！！

閃閃發亮！！ 美食

004

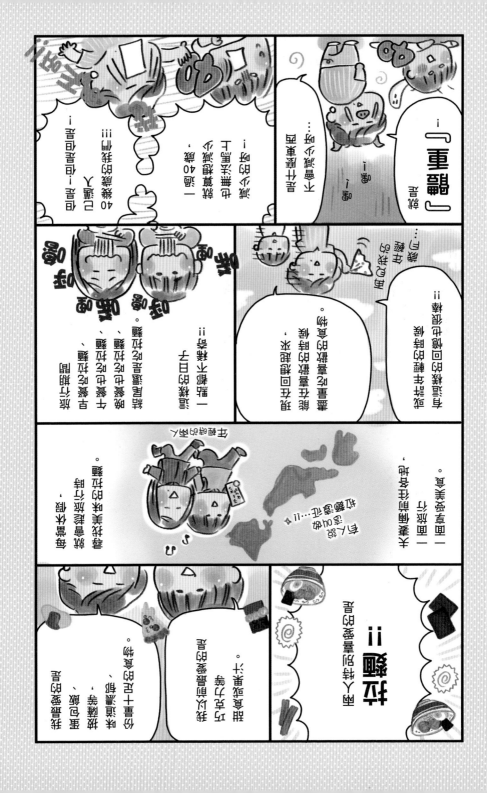

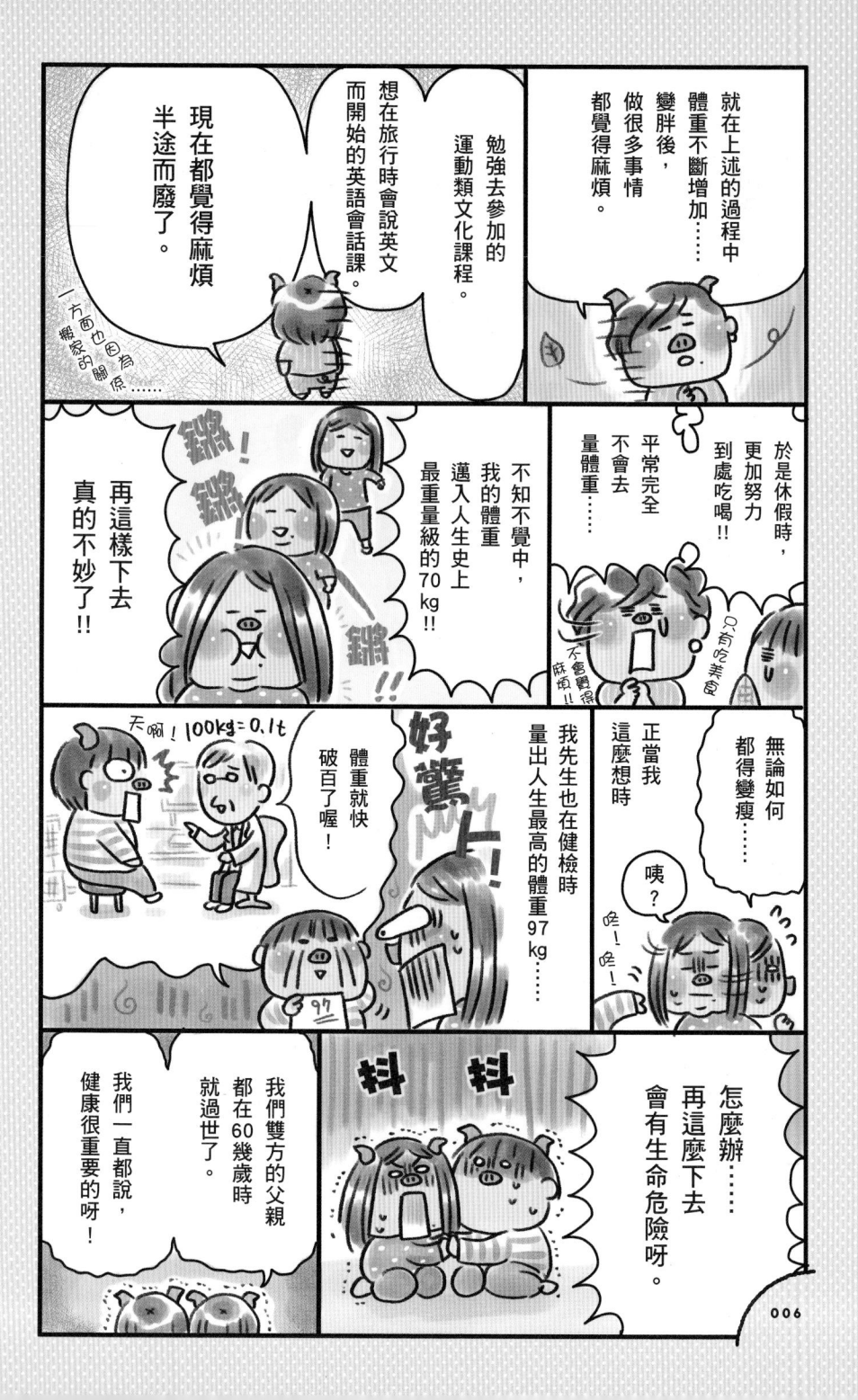

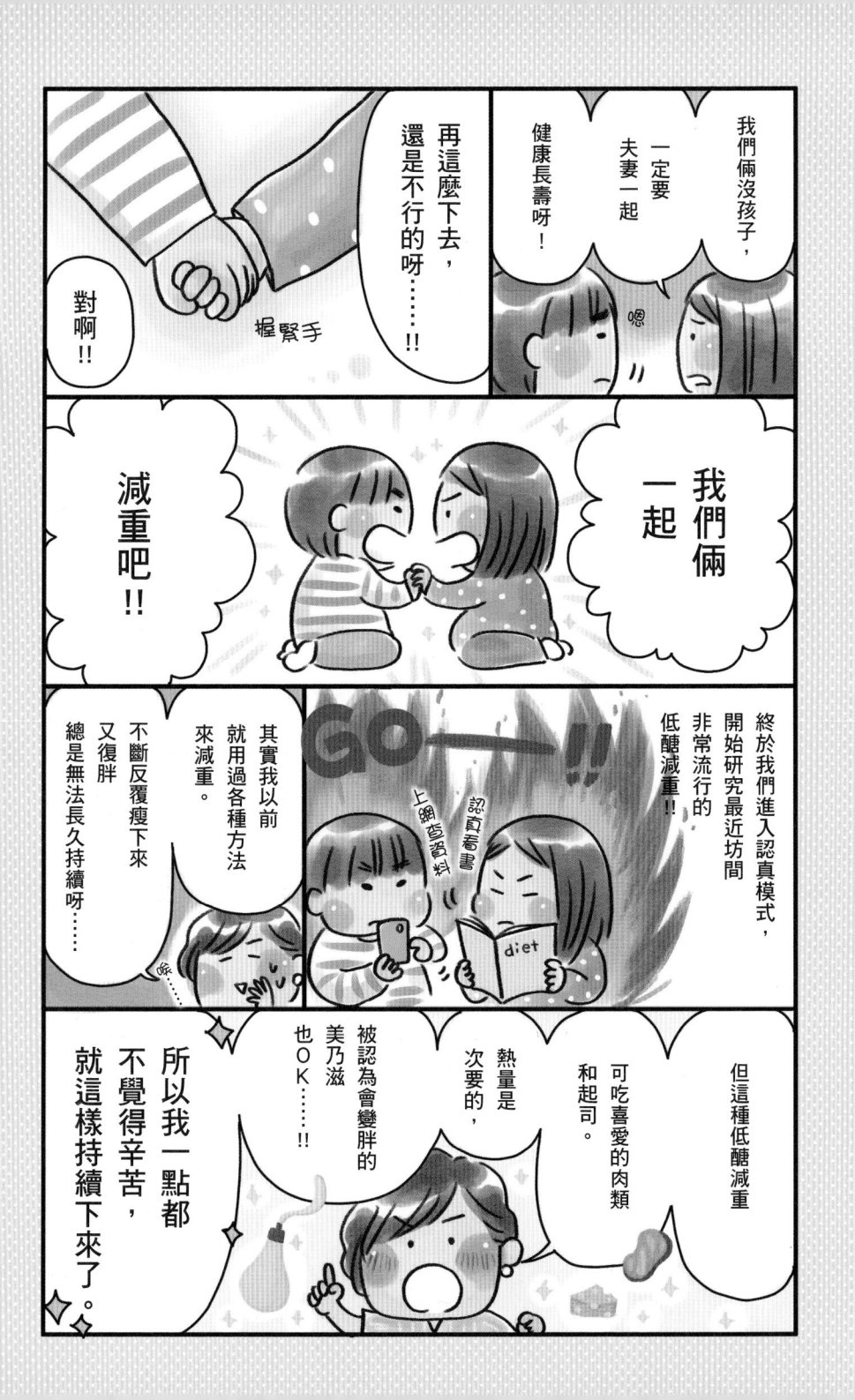

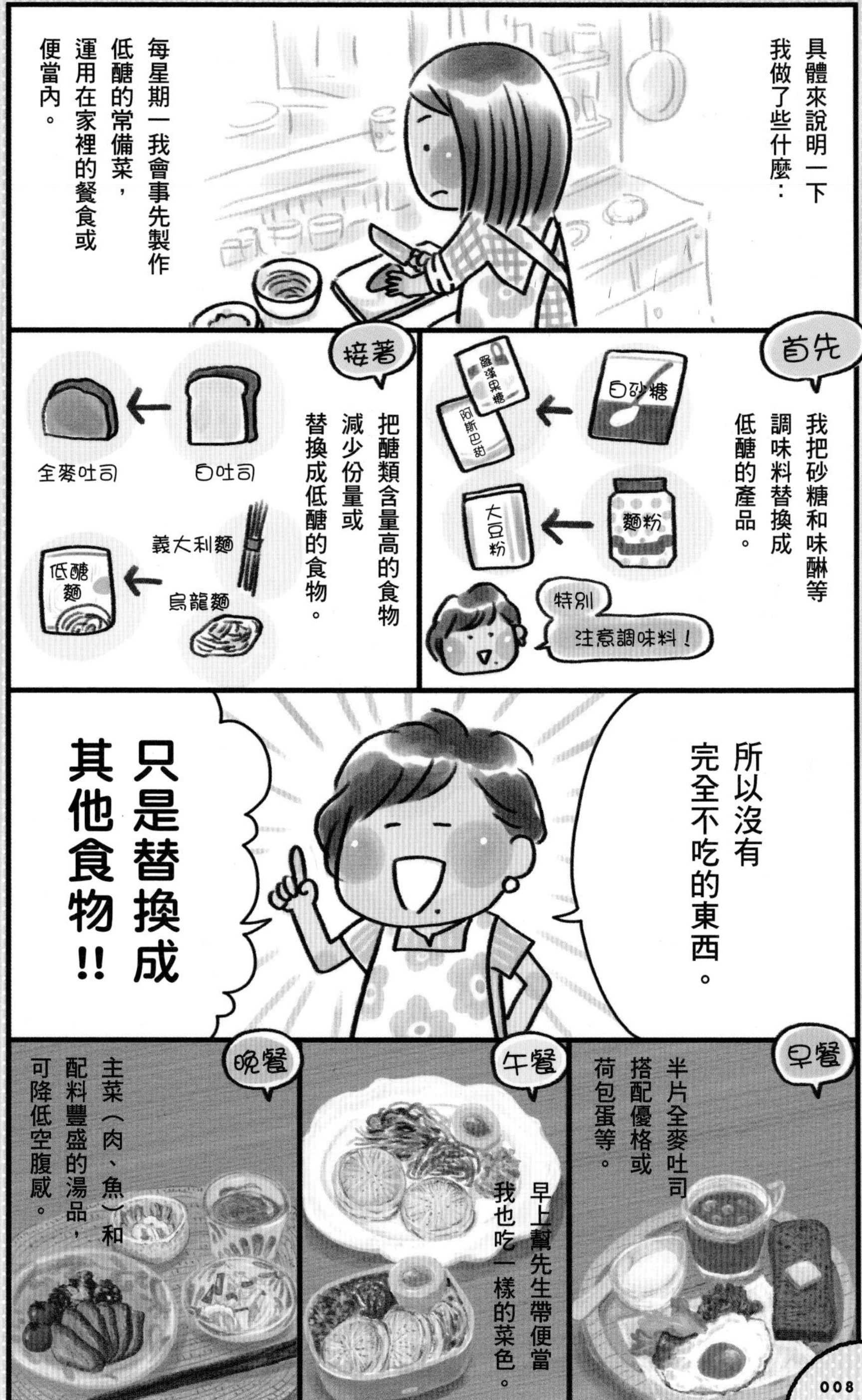
具體來說明一下
我做了些什麼：
每星期一我會事先製作
低醣的常備菜，
運用在家裡的餐食或
便當內。
首先
我把砂糖和味醂等
調味料替換成
低醣的產品。
白砂糖
羅漢果糖
阿斯巴甜
麵粉
大豆粉
特別
注意調味料！
接著
把醣類含量高的食物
減少份量或
替換成低醣的食物。
白吐司
全麥吐司
義大利麵
烏龍麵
低醣麵
所以沒有
完全不吃的東西。
只是替換成
其他食物!!
早餐
半片全麥吐司
搭配優格或
荷包蛋等。
午餐
早上幫先生帶便當
我也吃一樣的菜色。
晚餐
主菜（肉、魚）和
配料豐盛的湯品，
可降低空腹感。

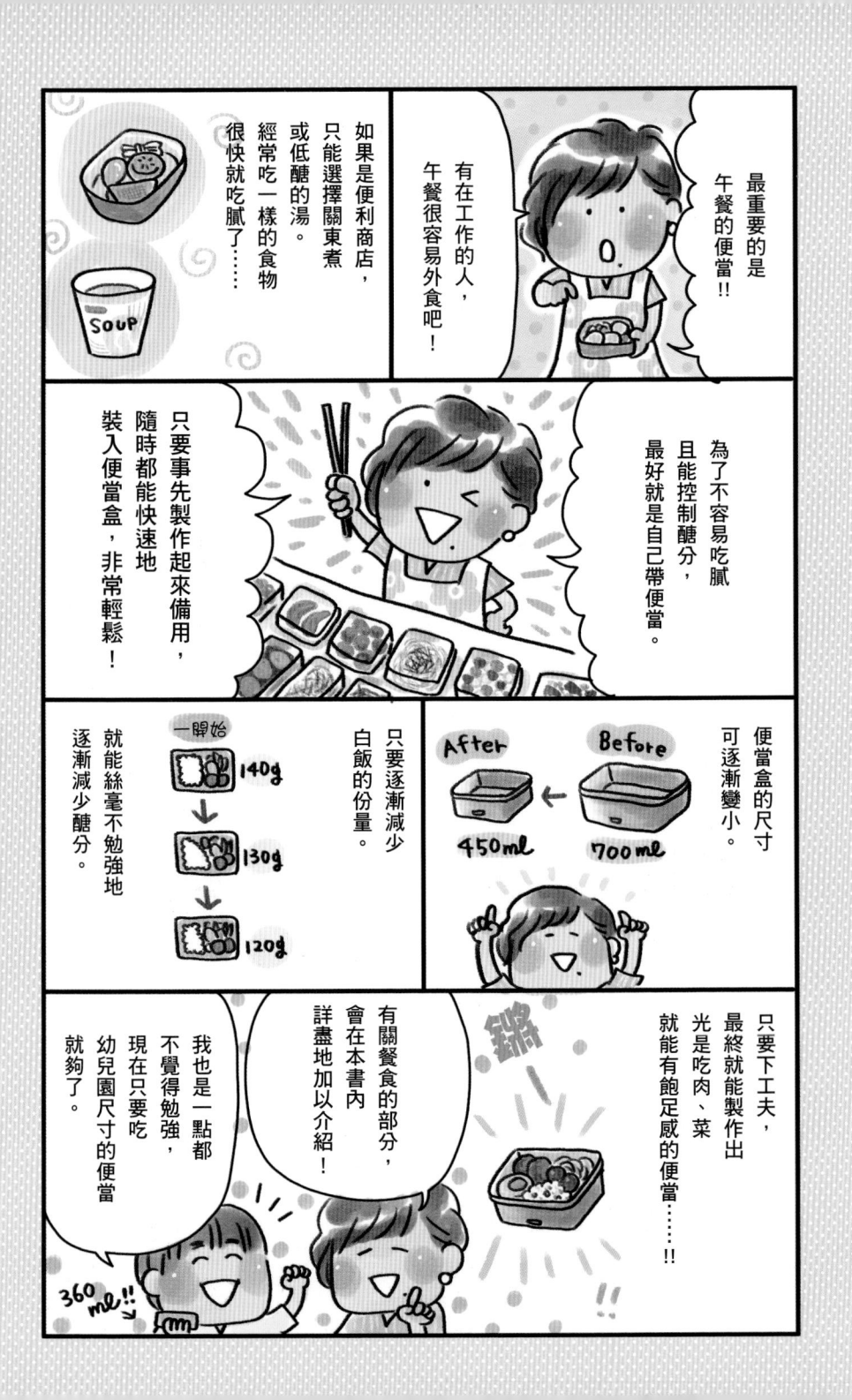

最重要的是午餐的便當!!

有在工作的人,午餐很容易外食吧!

如果是便利商店,只能選擇關東煮或低醣的湯。經常吃一樣的食物很快就吃膩了⋯⋯

為了不容易吃膩且能控制醣分,最好就是自己帶便當。

只要事先製作起來備用,隨時都能快速地裝入便當盒,非常輕鬆!

SOUP

便當盒的尺寸可逐漸變小。

只要逐漸減少白飯的份量。

就能絲毫不勉強地逐漸減少醣分。

一開始

140g
↓
130g
↓
120g

After ← Before
450ml 700ml

只要下工夫,最終就能製作出光是吃肉、菜就能有飽足感的便當⋯⋯!!

有關餐食的部分,會在本書內詳盡地加以介紹!

我也是一點都不覺得勉強,現在只要吃幼兒園尺寸的便當就夠了。

360ml!!

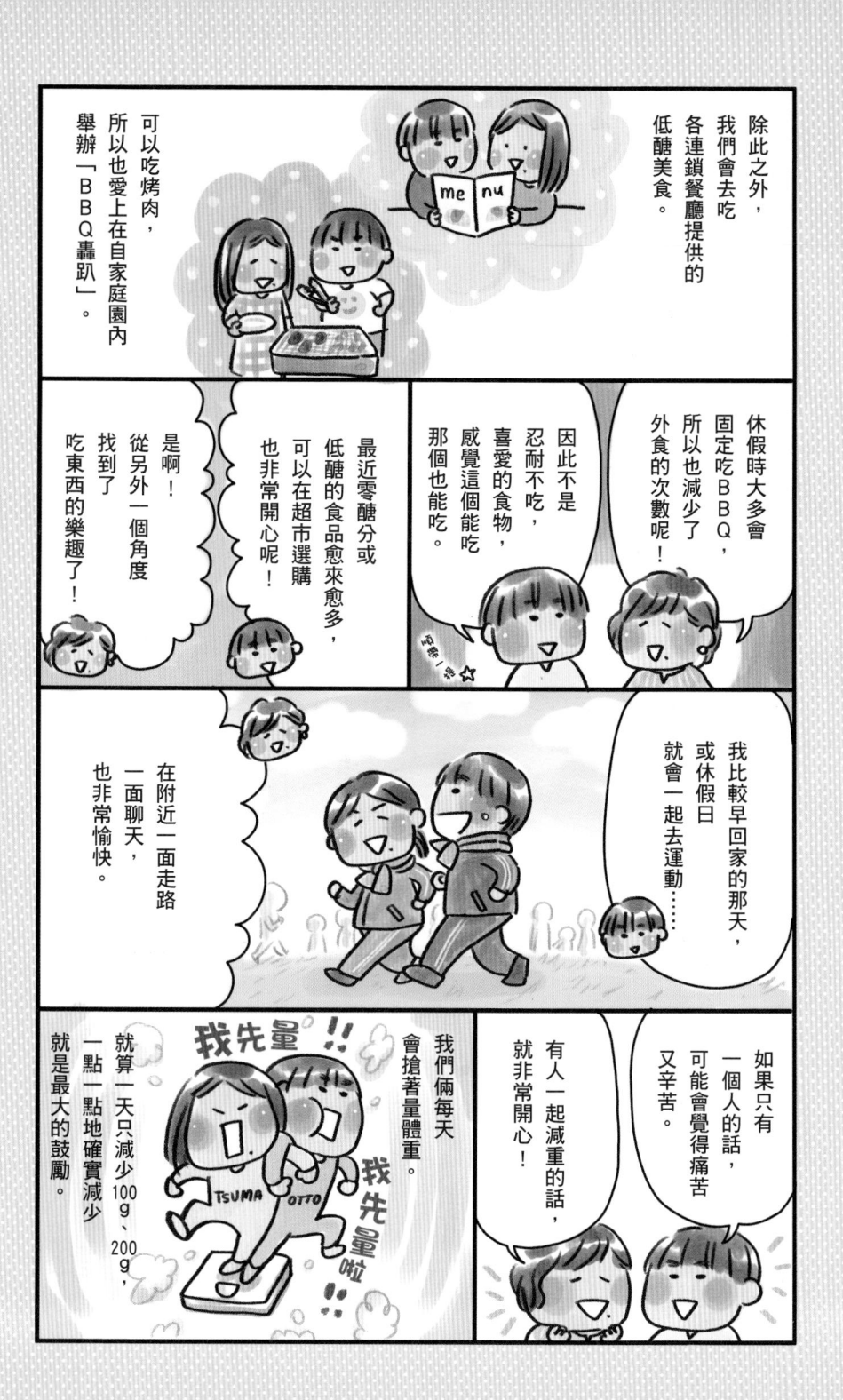

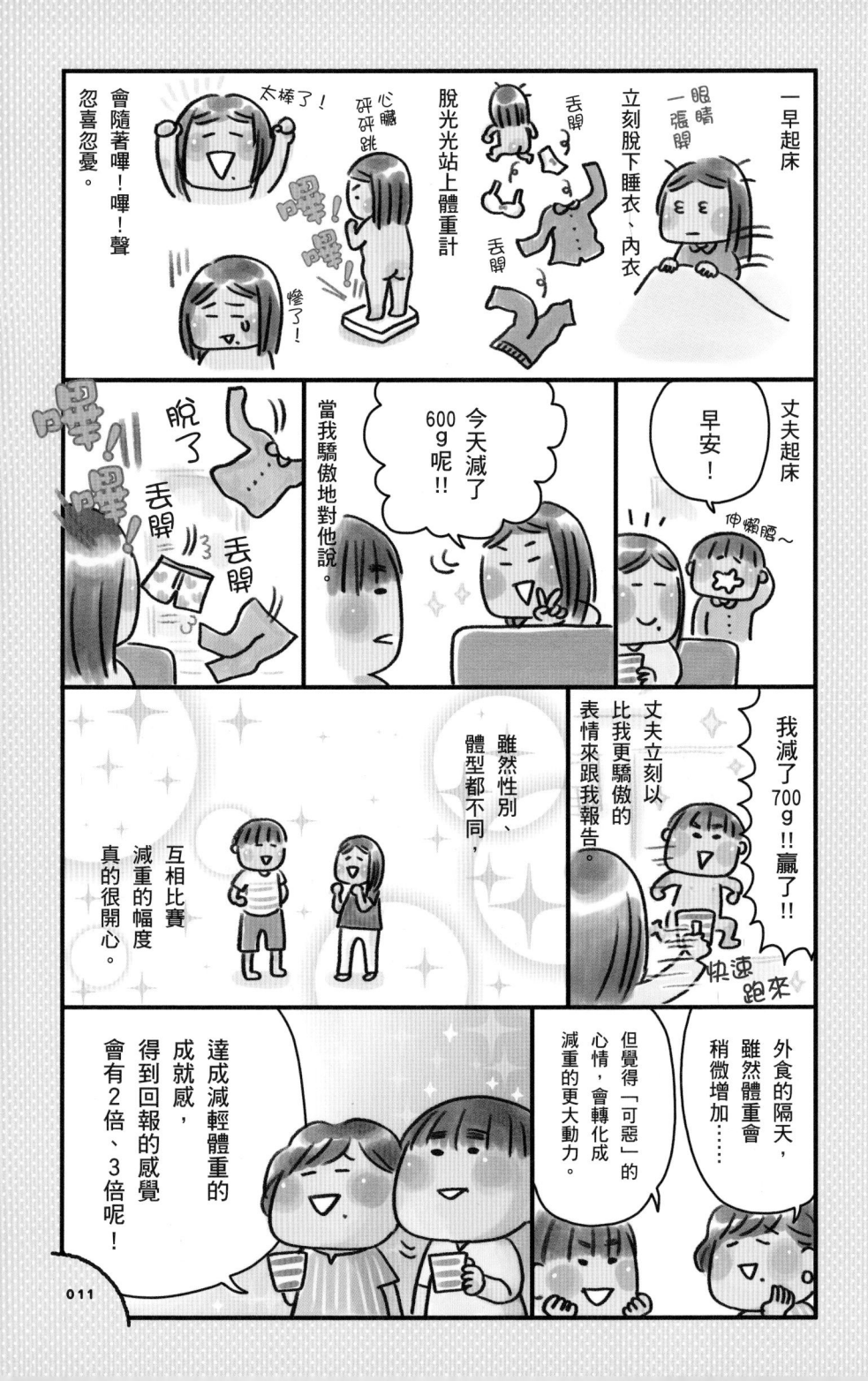

一早起床

眼睛一張開

立刻脫下睡衣、內衣

丟開

丟開

丟開

脫光光站上體重計

心臟砰砰跳

太棒了！

慘了！

會隨著嗶！嗶！聲

忽喜忽憂。

嗶！

脫了

丟開

丟開

當我驕傲地對他說。

今天減了600ｇ呢！！

丈夫起床

早安！

伸懶腰～

我減了700ｇ！！贏了！！

丈夫立刻以比我更驕傲的表情來跟我報告。

快速跑來

雖然性別、體型都不同，

互相比賽減重的幅度真的很開心。

外食的隔天，雖然體重會稍微增加……

但覺得「可惡」的心情，會轉化成減重的更大動力。

達成減輕體重的成就感，得到回報的感覺會有2倍、3倍呢！

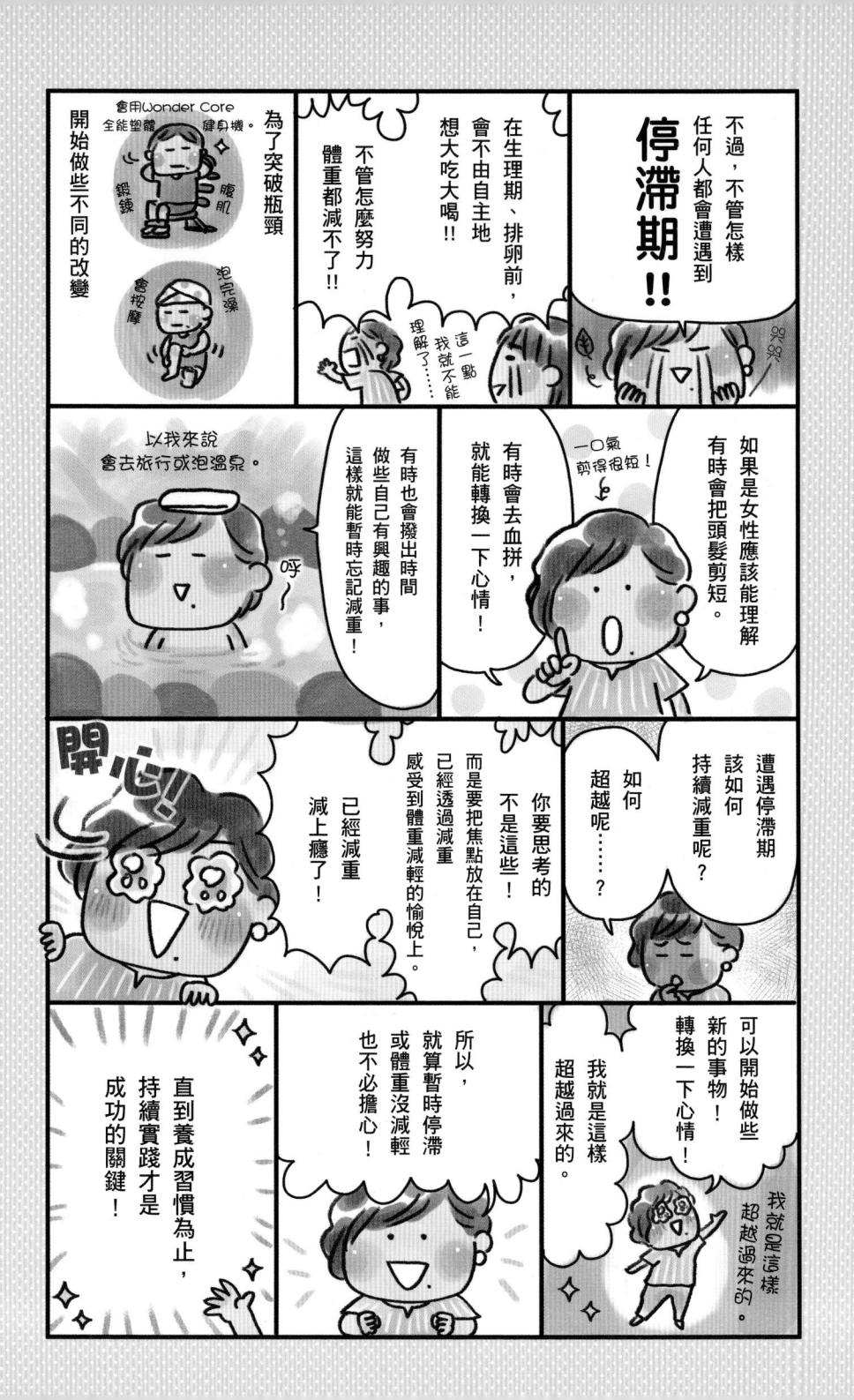

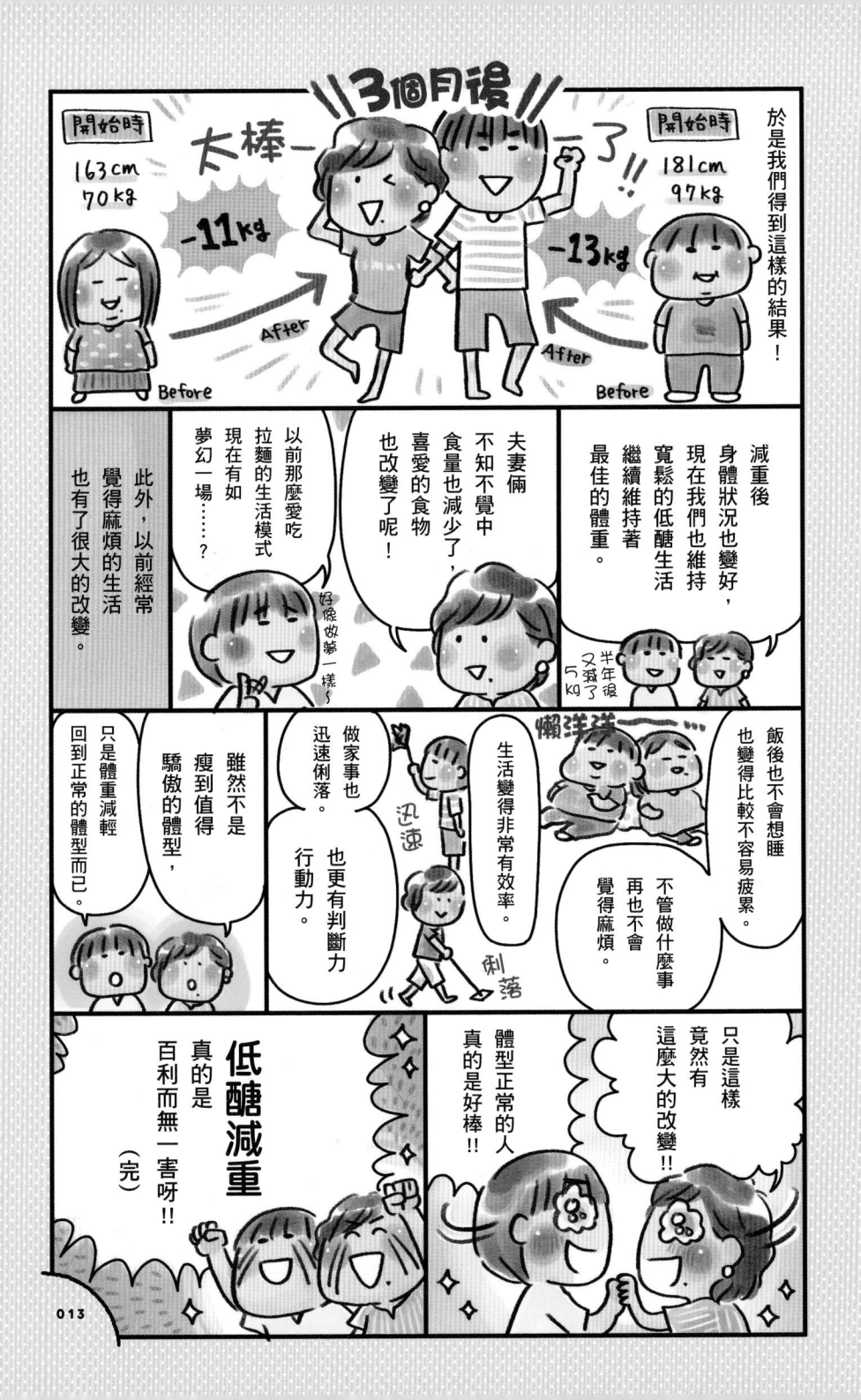

於是我們得到這樣的結果！

開始時
163cm
70kg

3個月後

太棒—了！！

-11kg

-13kg

開始時
181cm
97kg

Before

After

After

Before

減重後，身體狀況也變好，現在我們也維持寬鬆的低醣生活繼續維持著最佳的體重。

夫妻倆不知不覺中食量也減少了，喜愛的食物也改變了呢！

以前那麼愛吃拉麵的生活模式現在有如夢幻一場……？

好像做夢一樣～

此外，以前經常覺得麻煩的生活也有了很大的改變。

半年後又減了5kg

飯後也不會想睡也變得比較不容易疲累。

懶洋洋——

不管做什麼事再也不會覺得麻煩。

生活變得非常有效率。

迅速

做家事也迅速俐落。也更有判斷力、行動力。

俐落

雖然不是瘦到值得驕傲的體型，只是體重減輕回到正常的體型而已。

只是這樣竟然有這麼大的改變！！

體型正常的人真的是好棒！！

低醣減重

真的是百利而無一害呀！！

（完）

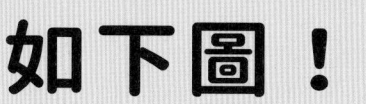

如下圖！

得很開心，2星期後也開始減。

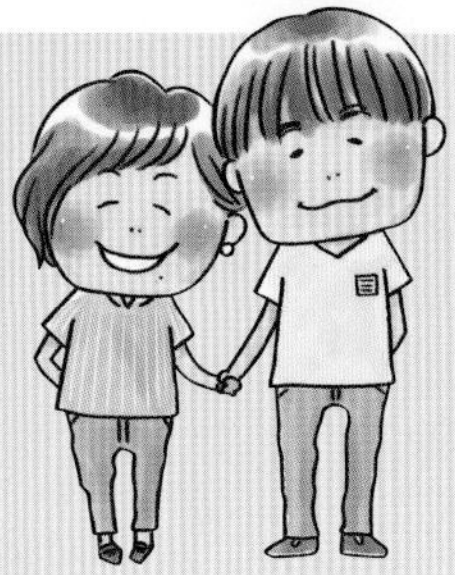

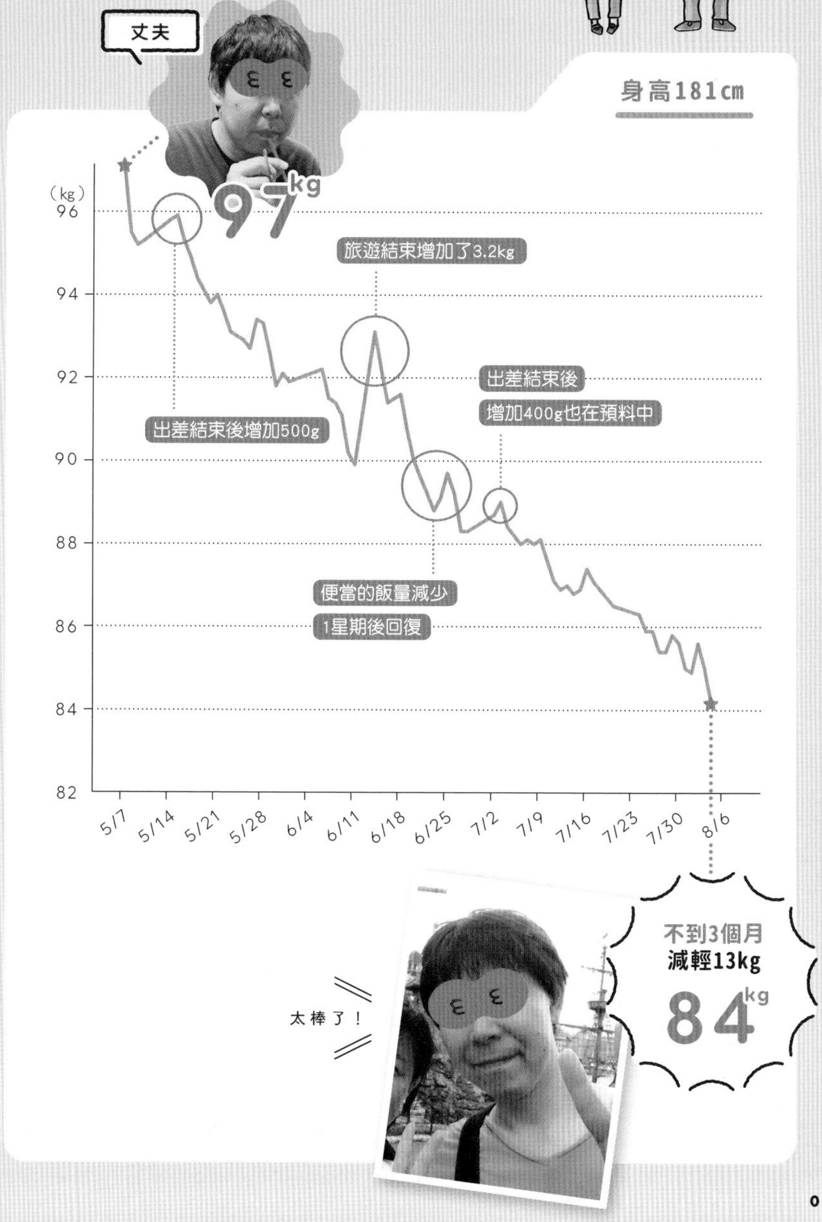
Data
身高181cm
丈夫
97kg
(kg)
96
94
92
90
88
86
84
82
5/7
5/14
5/21
5/28
6/4
6/11
6/18
6/25
7/2
7/9
7/16
7/23
7/30
8/6
旅遊結束增加了3.2kg
出差結束後增加500g
出差結束後
增加400g也在預料中
便當的飯量減少
1星期後回復
不到3個月
減輕13kg
84kg
太棒了！

體重的變化

我（YUKIRICHI）開始減重後，丈夫看我減

身高163cm

70kg

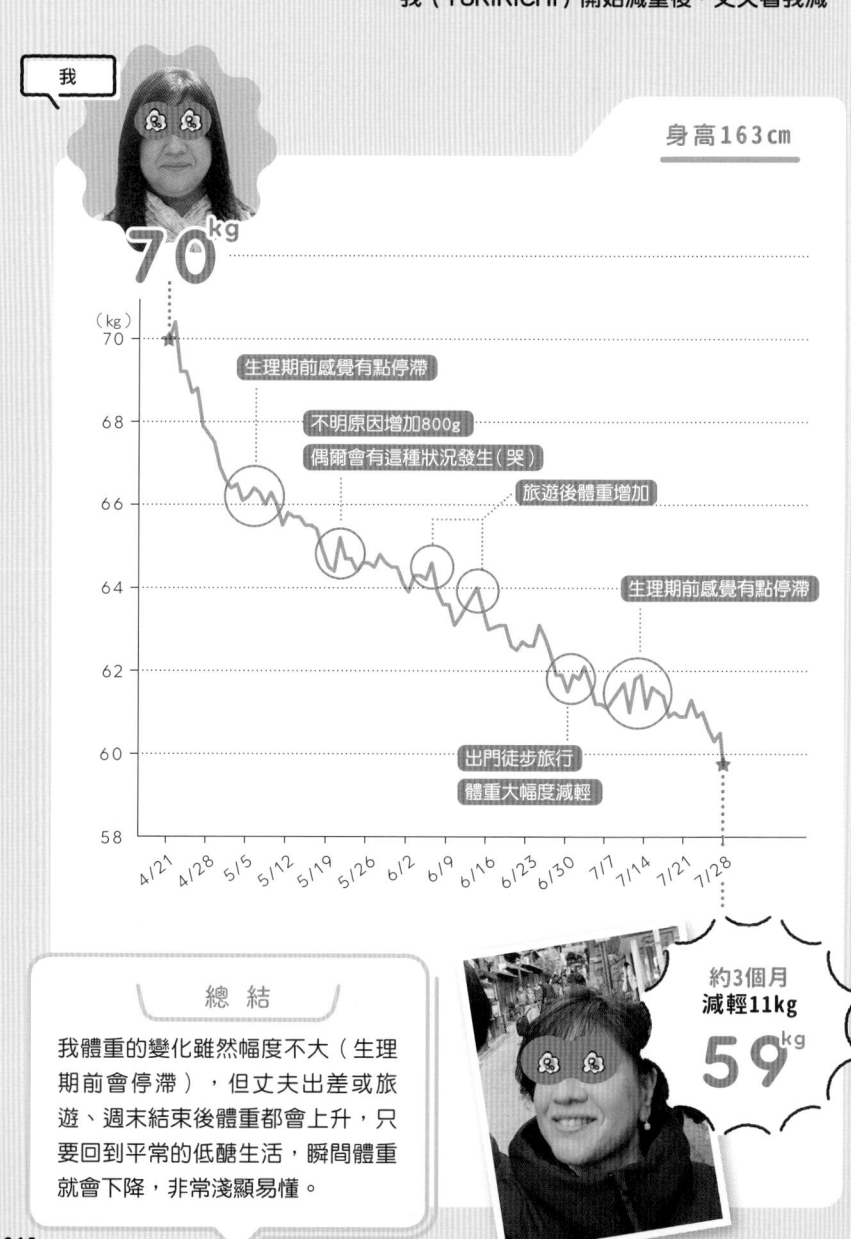

（kg）

- 生理期前感覺有點停滯
- 不明原因增加800g
- 偶爾會有這種狀況發生（哭）
- 旅遊後體重增加
- 生理期前感覺有點停滯
- 出門徒步旅行
- 體重大幅度減輕

4/21　4/28　5/5　5/12　5/19　5/26　6/2　6/9　6/16　6/23　6/30　7/7　7/14　7/21　7/28

約3個月
減輕11kg
59kg

總結

我體重的變化雖然幅度不大（生理期前會停滯），但丈夫出差或旅遊、週末結束後體重都會上升，只要回到平常的低醣生活，瞬間體重就會下降，非常淺顯易懂。

Contents

低醣的各種配菜

簡單！美味！幸福！

Contents

專 欄

本書使用方法

- 材料中若無特別記載，皆是以容易製作的份量來標示。

- 若無特別記載，醬油是一般非減鹽醬油，豆漿是無糖豆漿，奶油使用有鹽奶油。胡椒鹽採用市售的胡椒鹽。

- 砂糖使用羅漢果糖（ラカントＳ）。其他調味料或原味優格也建議選擇減糖或無糖的產品。詳見P24。

- 使用大豆粉是為了低醣，也可以麵粉取代。

- 高湯採用的是柴魚高湯。

- 量匙的1小匙是5ml、1大匙是15ml。量杯1杯是200ml。

- 做法中的火候，若無特別記載，請以中火加以烹調。
  內文記載的加熱時間，是以微波爐600W，小烤箱1000W為基準。依機種不同多少會有差異，請根據烹調時的狀況加以調整。

- 平底鍋原則上是使用鐵氟龍不沾鍋。
  蔬菜類若無特別記載，是完成洗淨、去皮等之後的步驟。菇類、豆類、水果也一樣。

- 菜餚製作完成後的保存期限，冷藏3天左右。最終是大約的期限，請儘早食用完畢。

- 保存容器必須使用先以熱水沖洗消毒過等的清潔容器，保存時要注意瀝乾湯汁等，以防止腐壞。

工作人員
設計／細山田光宣、
藤井保奈、鎌內文（細山田設計事務所）
漫畫／カタノトモコ
攝影／佐藤朗
協助攝影／三好弥生
協助編輯／深谷恵美
校正／麥秋藝術中心
編輯／鈴木聡子

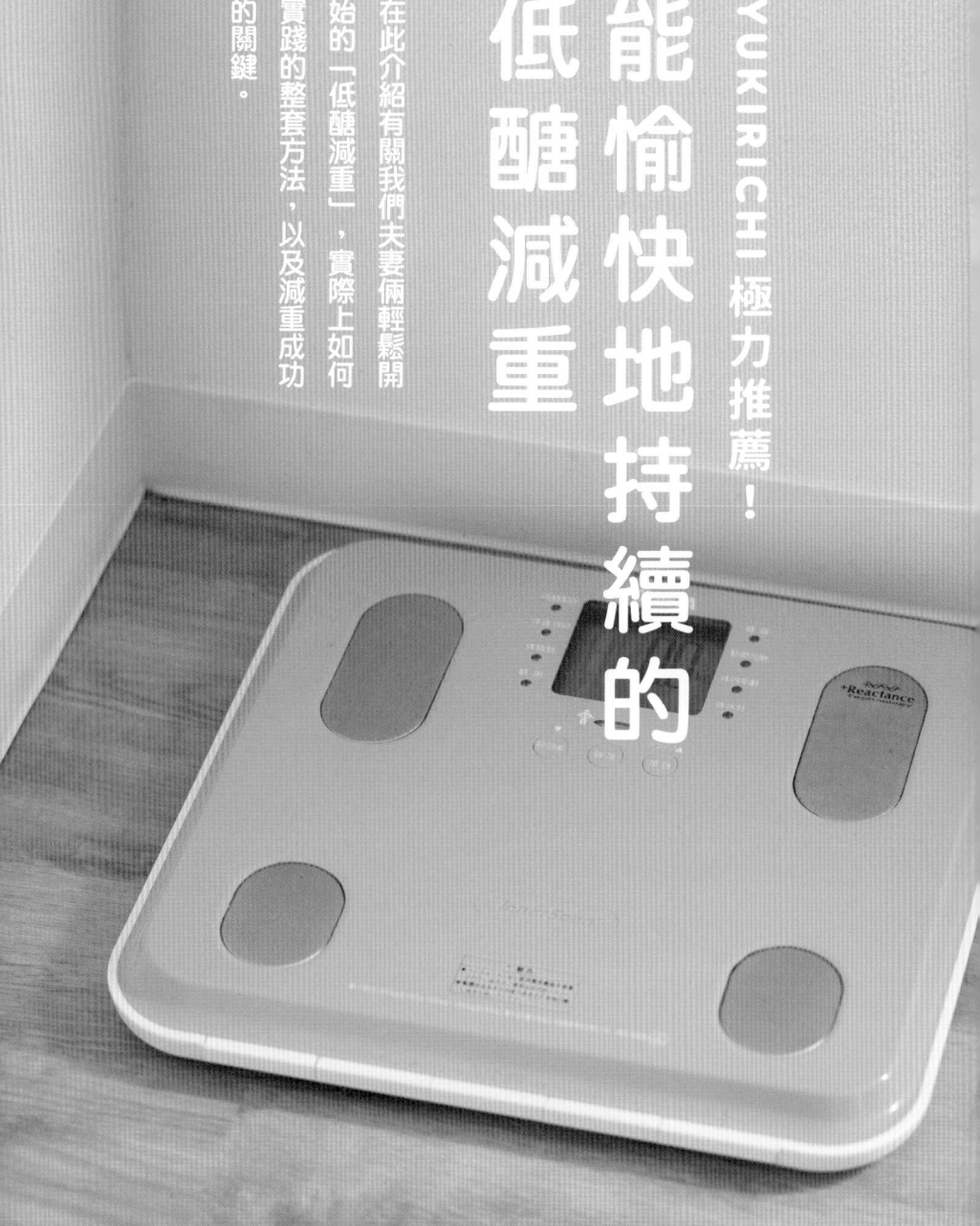

YUKIRICHI 極力推薦！

能愉快地持續的
低醣減重

在此介紹有關我們夫妻倆輕鬆開始的「低醣減重」，實際上如何實踐的整套方法，以及減重成功的關鍵。

Diet
STORY / 1

「目標是能愉快地持續地減重」

需要注意的只有醣類

最重要的，是以能愉快地持續減重為優先，所以我沒有去做限制熱量或去除油脂等「特別」的事，就依照日常生活，也沒設定目標體重，只有注意醣分。儘管只是如此，最開始的3天就減少3kg，1個月減了5kg，出現了明顯的效果。一點都沒有正在節食減重

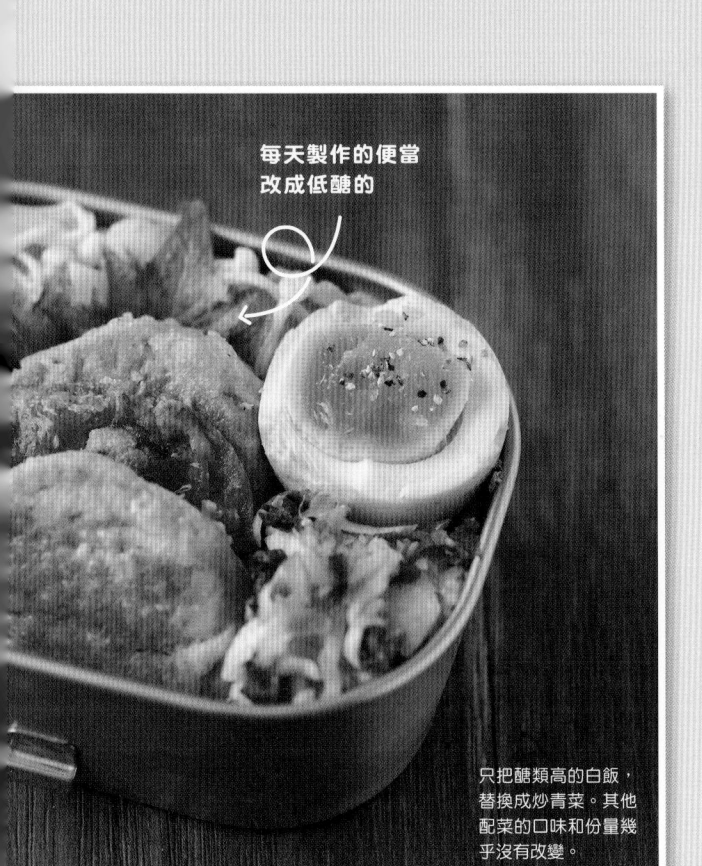

每天製作的便當改成低醣的

只把醣類高的白飯，替換成炒青菜。其他配菜的口味和份量幾乎沒有改變。

的感覺，經過2星期後，我確信「這是可以持續的！」

一開始，我有先研究低醣飲食的資訊，得知「1天醣類的攝取量盡量控制在60g～100g以內」，因為覺得麻煩就會難以持續，所以決定不仔細計算。去購物時，我會看食品的醣類含量，只要100g中「不到10g，最適合」，如果「超過10g但使用量不大也OK」。採用這種「差不多」的做法，體重確實減輕了。

ONE POINT 專欄

為何低醣能變瘦？

所謂醣類是指碳水化合物扣除膳食纖維的物質，因此白飯、麵包、麵、芋類等含量較高。攝取過多時，血液中的葡萄糖含量會增加，身體會作為脂肪儲存起來，因此會變胖。相反的，一旦限制醣類攝取量，身體就會消耗脂肪作為能量來源，所以會變瘦。

採用醣類較少的飲食！
↓
血中葡萄糖濃度會降低！
↓
導致肥胖的元兇胰島素的分泌不會增加！
↓
體內的葡萄糖會減少！
↓
身體會消耗脂肪作為能量來源！
↓
因此會變瘦！！

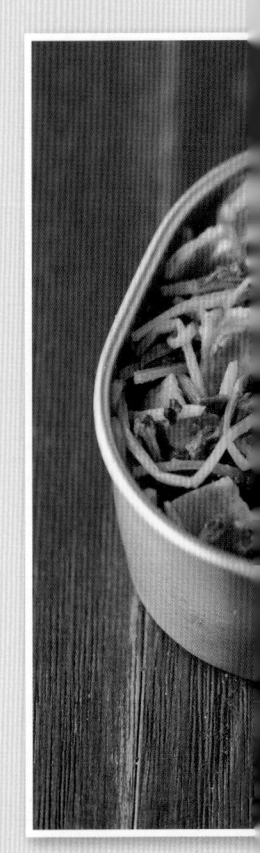

「因為不辛苦，所以能持續」

大量吃喜愛的
肉類也OK

以前曾挑戰過玻璃罐沙拉
或果昔等各種減重法，1星期
瘦了1kg就半途而廢，且不斷
重蹈覆轍。減少食量非常辛
苦，一直吃特別的同樣食物
也容易吃膩……但低醣飲食
只要和平常一樣，不必減少
主食（或不吃），只需要這
麼做。尤其可吃喜愛的肉類，

所以能持續。

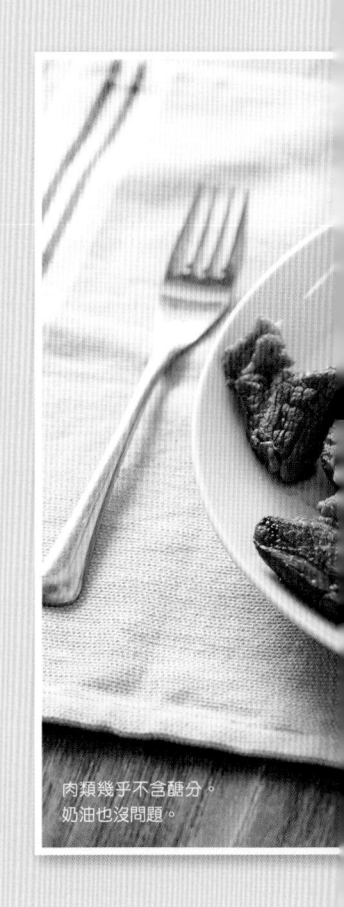

肉類幾乎不含醣分。
奶油也沒問題。

喜愛的起司、美乃滋也OK

不需捨棄起司、美乃滋、油脂等，一般減重法中必須忍住不吃的食物就行得通！我想如果不是這樣，可能早就半途而廢了。原本醣類含量高的食品，最近在超市等也能找到「低醣」的版本。與其限制吃的食物，不如把想法轉換成這也能吃、那也能吃比較正面的感覺。於是，我變得更加積極正面了！

這類食物多吃也OK

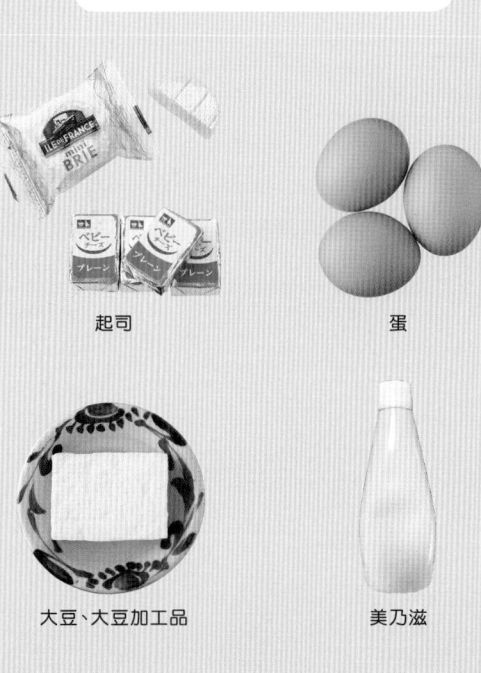

起司

蛋

大豆、大豆加工品

美乃滋

做過的事 1

把調味料取代成低醣產品

首先，把醣類含量高的調味料取代成低醣產品。使用量雖然不多，但因為每天都會使用，因此非常重要。不要用市售的醬汁，而使用醋洋蔥汁，烤肉時可搭配自製的柚子醋一起享用。味道幾乎沒有什麼差別，馬上就能習慣了。我先生甚至都沒發現我做了這些改變。

調味料

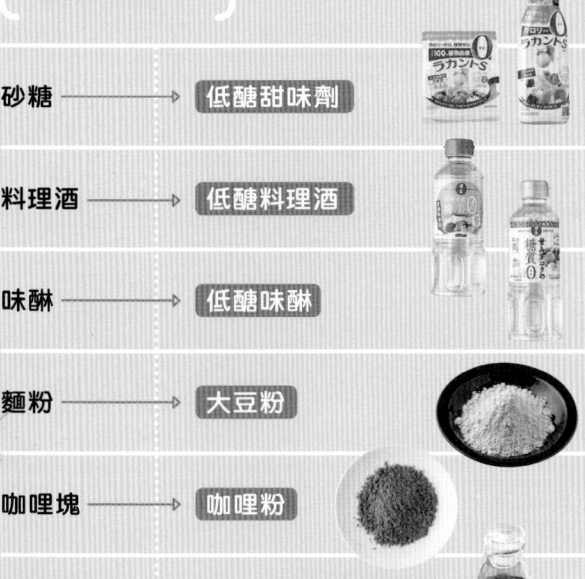

砂糖	→	低醣甜味劑	羅漢果糖的甜度、份量和砂糖一樣，使用上非常方便。
料理酒	→	低醣料理酒	以米製成的日本酒醣分較高，需特別注意。
味醂	→	低醣味醂	非常甜的味醂。如果是低醣味醂的商品，差別很大。
麵粉	→	大豆粉	以大豆製成的產品。取代麵粉，超方便。
咖哩塊	→	咖哩粉	使用咖哩粉來烹調菜餚或湯品的話，非常安心。
柚子醋醬油	→	自製柚子醋（P120）	市售的產品醣類含量高。做法非常簡單，自己做看看吧。

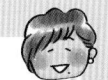

把食材換成低醣食物

接著，是把主食替換成低醣的食物。比起白米，糙米的話更需要咀嚼，消化吸收的速度會比較慢，比較能維持飽足感。添加雜糧或糯麥，陸續減少白米的份量。麵包可選擇市售的低醣麵包，也可用麵包機製作全麥麵包。麵類可用添加豆渣粉或蒟蒻的市售「低醣麵」來取代。

主食類

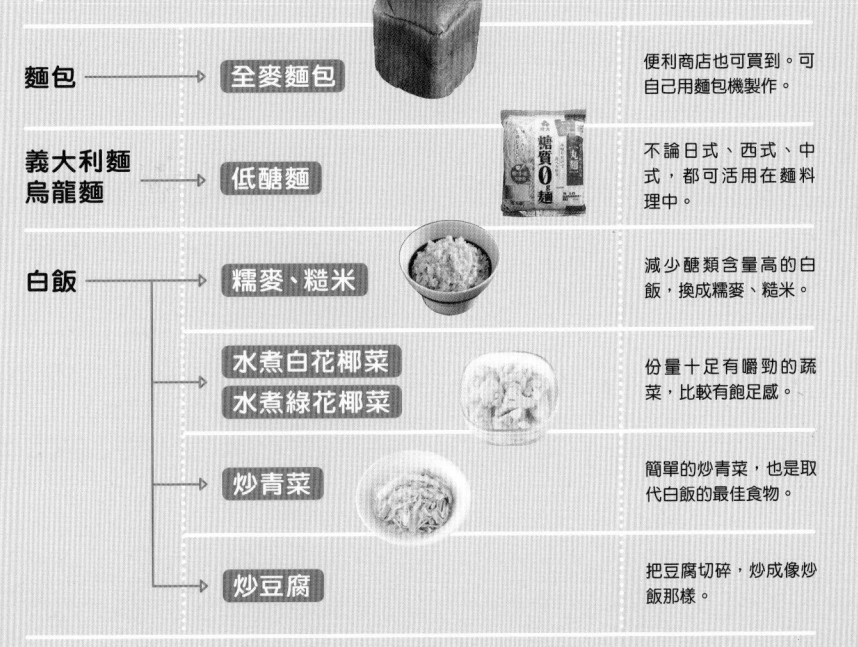

麵包 →	全麥麵包		便利商店也可買到。可自己用麵包機製作。
義大利麵 烏龍麵 →	低醣麵		不論日式、西式、中式，都可活用在麵料理中。
白飯 →	糯麥、糙米		減少醣類含量高的白飯，換成糯麥、糙米。
	水煮白花椰菜 水煮綠花椰菜		份量十足有嚼勁的蔬菜，比較有飽足感。
	炒青菜		簡單的炒青菜，也是取代白飯的最佳食物。
	炒豆腐		把豆腐切碎，炒成像炒飯那樣。

其他 替換的食材

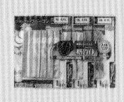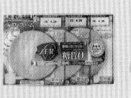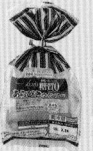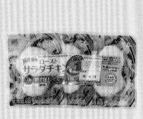

肉加工品
（火腿、培根、熱狗、 ──→ 低醣產品
即食雞肉）
簡便的代表性配菜也選
擇低醣產品比較安心

麵包粉 ──────→ 低醣產品
以低醣麵包同樣的材料
製成的麵包粉

烤雞肉串沾醬 ─────→ 鹽
吃烤雞肉串時不要沾甜
的沾醬，用鹽取代

燒賣或餃子（鍋貼）─→ 限制數量、或用蔬菜取代麵皮
麵皮也是麵粉製品。可
用白菜或高麗菜取代

大阪燒的麵糊 ─────→ 蛋
只用蛋和高麗菜就能
製作出鬆軟美味的大
阪燒。

馬鈴薯沙拉 ──────→ 豆渣沙拉
不論口味或做法都和馬
鈴薯沙拉差不多。

果汁、運動飲料 ───→ 自己喜愛口味的氣泡水
可添加各種水果風味，
喝不膩。

會減量的食物

丸子類　用熱狗或鯖魚罐頭取
代丸子類食品。

芋　類　芋類醣類含量高，必
須控制份量。

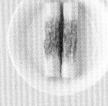
竹輪

魚板

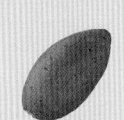
地瓜

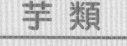
馬鈴薯

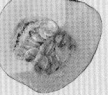
蘋果

南瓜

甜度高的蔬菜、水果

無法替換時，可減少份量。

會積極攝取的食物

菇類

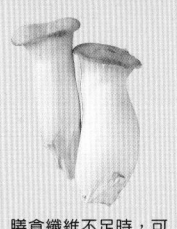

膳食纖維不足時，可用菇類來補充。

海藻

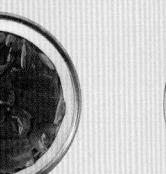

方便用來增加食物份量，也可調整腸內環境。

蒟蒻

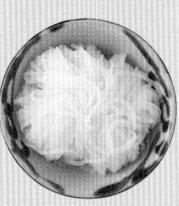

可用來消除便秘的白蒟蒻絲，也能取代麵類。

原味優格

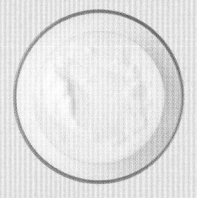

會食用醣類含量較少的原味優格。

優質油脂

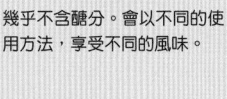
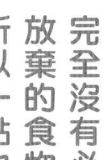

幾乎不含醣分。會以不同的使用方法，享受不同的風味。

完全沒有必須放棄的食物所以一點也不辛苦

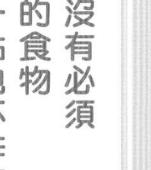

完全沒有必須放棄的食物，只要控制份量，或替換食物即可。正因如此，一點都沒有壓力地持續至今。低醣飲食很容易導致便秘，因此也有一些是要比以前更積極攝取的食物。或許是因為這樣，完全沒有什麼特別的感覺就習慣了。有聽過減少醣類攝取腦筋會變得不太清晰等，但我先生和我都沒有這種感覺。比以前更不容易感覺到肚子餓，這一點非常不可思議。

做過的事 3

低醣備用菜可活用於在家餐食或便當

我從以前就經常會製作一些常備菜。轉換成低醣菜色，我會集中在星期一花2～3個小時製作約3天的份量，活用於在家餐食或便當內。週末時會製作些簡單的菜色加以補充。不要過度拚命是能夠持續的要訣。我的備用菜，都是只要3個步驟即可完成的簡單

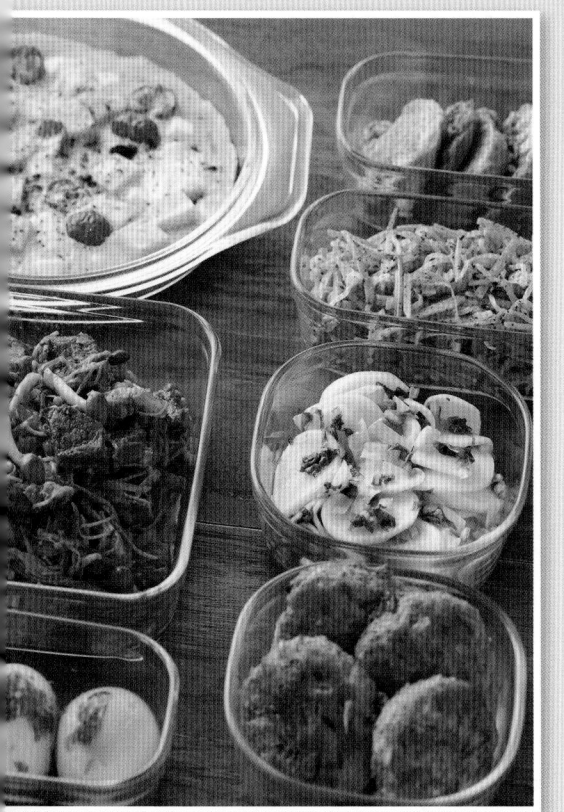

每次大概會製作3道主菜、6道副菜、1道蛋類配菜左右。

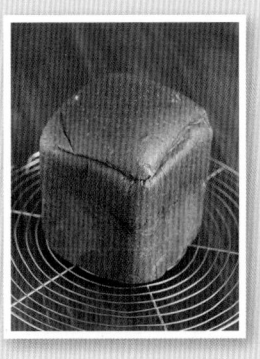

和菜餚的備用菜一樣，全麥麵包也是自己用麵包機烤。

菜色。就算不是完成的菜色，即使只是先調味，或先切好、汆燙過，之後的處理都非常輕鬆。養成習慣後，時間分配會更加順暢，菜色的種類也可增加很多項。挑戰做看看，不會有損失的喔！

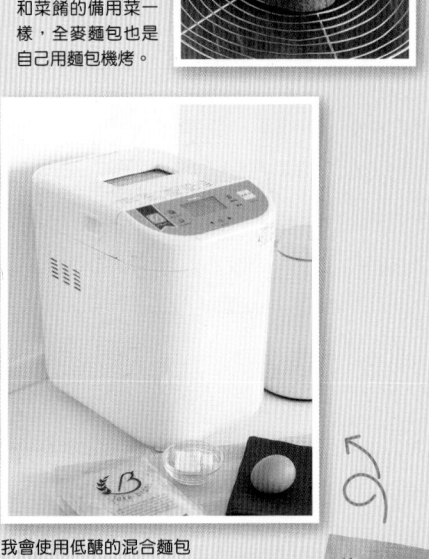

我會使用低醣的混合麵包預拌粉來製作。也會添加各種口味的優質蛋白粉。

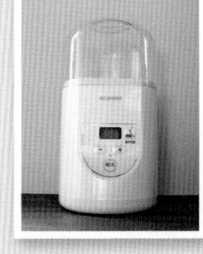

對於排泄有很大幫助的優格，也會用優格機自己製作。補充加氏乳桿菌（Lactobacillus gasseri）。

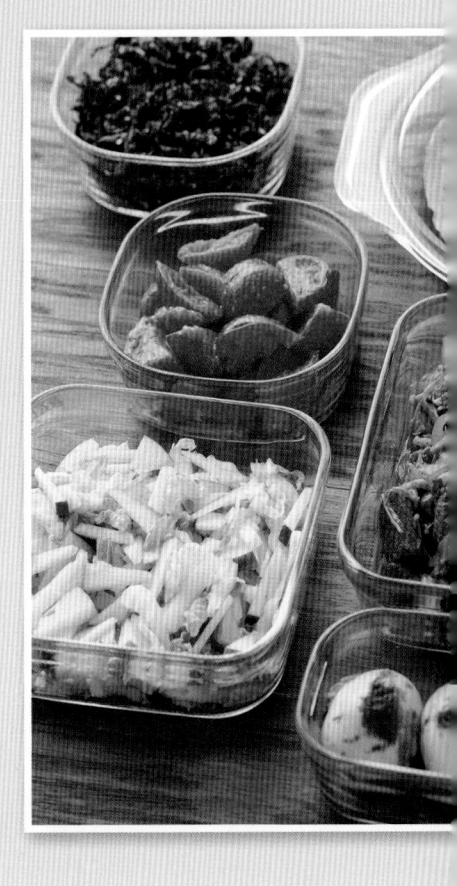

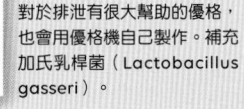

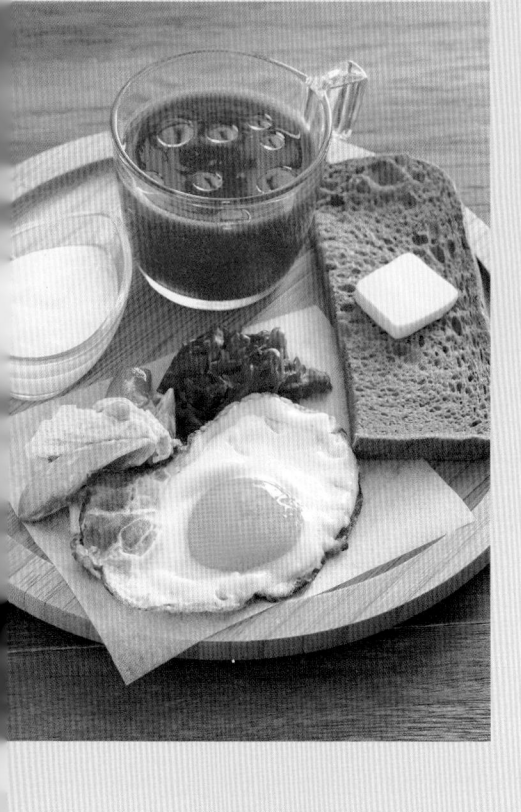

三餐的配菜份量要足夠。
尤其午餐
確實吃飽是關鍵

1餐跳過沒吃的話，下一餐飯後血糖就會飆升，容易變胖。因此3餐都要確實攝取。最重要的是午餐。太過依賴外食的話，要控制醣類非常困難。因此我會特別下工夫製作吃起來很有飽足感的低醣便當。

早餐

**固定會有全麥麵包、
番茄汁、優格、蛋**

早餐會有半片全麥麵包，以在加熱過的番茄汁中滴入亞麻籽油取代湯品，有添加加氏乳桿菌的優格，吃蛋來補充蛋白質。再加點便當用的備用菜來增加份量。

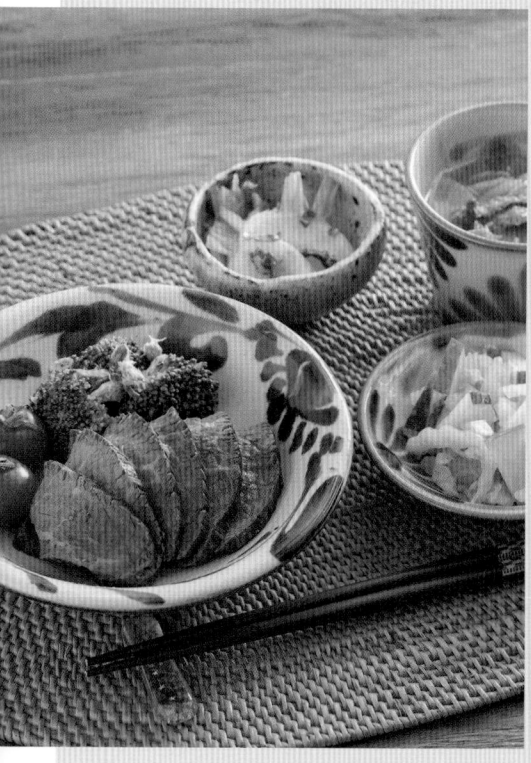

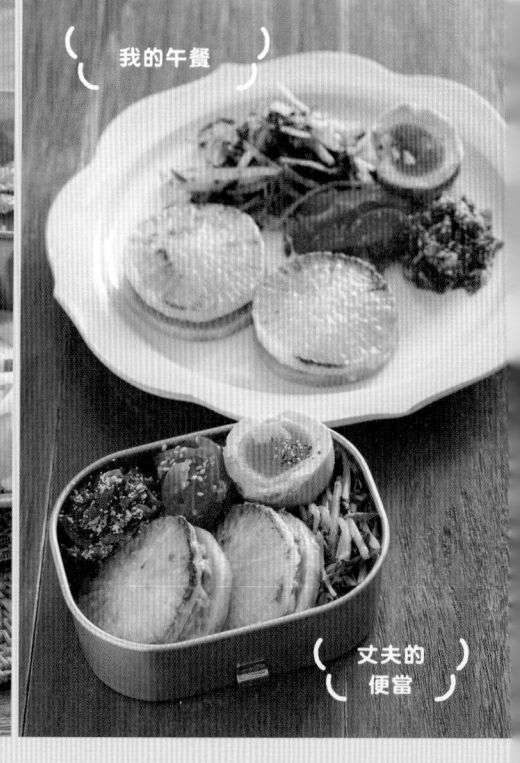

我的午餐

丈夫的
便當

晚餐

備用菜再搭配
配料豐富的味噌湯

晚餐會從備用菜當中，挑選出和
午餐不同的菜色。主菜（肉或魚
類）和2～3道副菜，再加上就
算沒有吃白飯，也不會感覺餓的
配料豐富味噌湯。有特別注意睡
前3小時不進食。

午餐

夫妻倆吃同樣的低糖菜色
先生的菜放入便當

先生的低醣便當，我也吃同樣的
菜色。以前，會再加點白飯，
但逐漸變得只要吃菜就會覺得吃
飽。有時會再搭配料豐富的湯
品，或是點心。

外食時謹慎選擇即OK

外食時只要選擇低醣的食物來吃即OK！休假時，犒賞自己而去外食。選擇定食的話，可先請店家把醣分較高的白飯減量，或是自己調整份量。全日本都有的連鎖餐廳或親子餐廳，也有許多低醣菜色，尋找這些菜色前去享用，變成我們夫妻倆新的樂趣了！

選擇定食的話，可減少白飯份量，配菜是OK的。

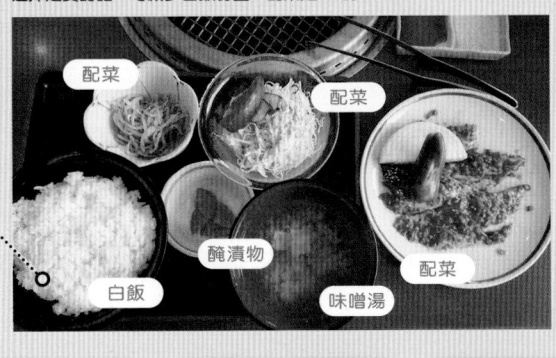

只有這個 ✕

其他全部 ○

配菜　配菜　配菜　醃漬物　白飯　味噌湯

用低醣麵製作的中華涼麵，非常熱門。

也有店家推出低醣拉麵，真令人開心！

以蔬菜取代壽司飯的壽司也非常棒。

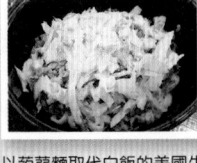

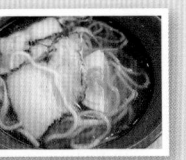

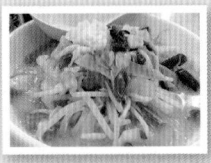

以蒟蒻麵取代白飯的美國生菜牛丼。

不加麵的什錦蔬菜湯，也能吃得很飽。

也有以美國生菜取代麵包的漢堡。

低醣產品來取代
點心也以

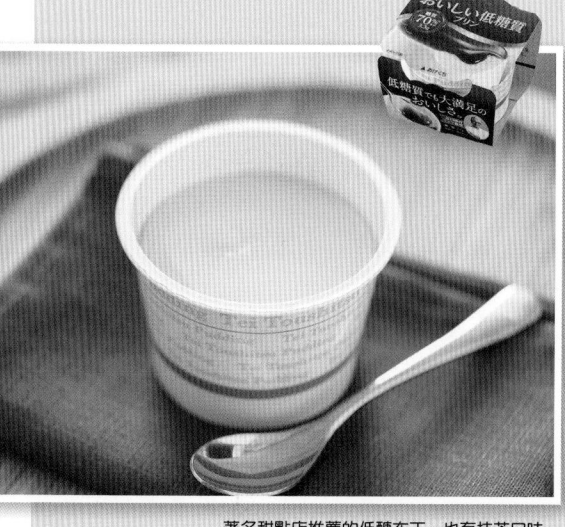

著名甜點店推薦的低醣布丁，也有抹茶口味。

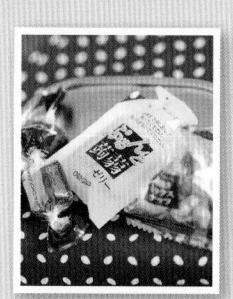

在夾鏈袋中放入一次份量的
點心，搭配便當吃。

蒟蒻果凍只要單手拿著就能
吃，非常方便。

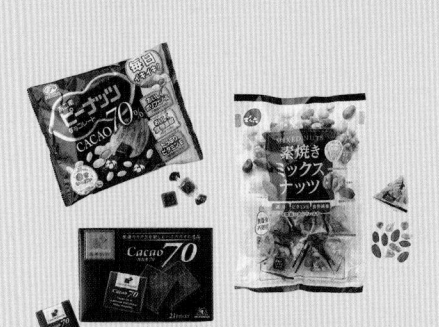

原味烘焙堅果或可可含量70％的
巧克力。左下的可可含量高巧克
力最美味！（個人的感覺）。

限制醣類，最終只是「限制」「醣類」而已。因此並非完全不能吃甜食。最近市售的低醣產品也愈來愈多，有可可含量高的巧克力、原味烘焙堅果、蒟蒻果凍等，能消除空腹感的產品種類非常豐富。也是也會用自己做的點心來搭配便當吃。

「真的想吃時不要忍耐」

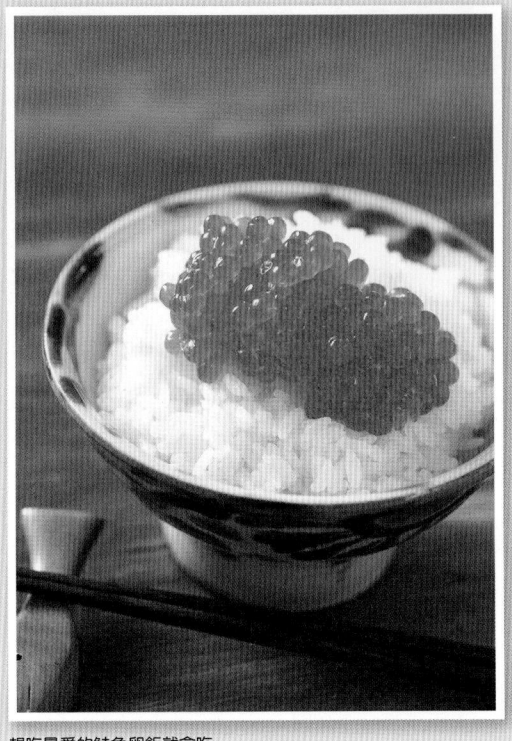

想吃最愛的鮭魚卵飯就會吃。
想喝酒的話，選擇低醣的種
類，當然也OK！

最重要的是愉快地持續實踐

沒有什麼絕對不能吃的東西。不逞強，也不忍耐。不想選擇低醣，就不要這麼做。多少吃點醣類，是沒有關係的。

因為只要持續實踐，體重就會繼續減輕。和好友們的聚餐，也會和平常一樣去參加。我先生剛泡完澡，有時也會吃個冰淇淋。所以，我們從來沒有想要半途而廢，我感受到已經受不了的狀況發生。逞強是絕對要避免的！忍耐是半途而廢的元兇！

「在家吃ＢＢＱ 可消除壓力！」

因為減重所以不吃肉類的話，可能會減到肌肉喔！肌肉減少的話，會更難變瘦。醣類來衡量的話，烤肉是ＯＫ的，所以我們非常享受在庭園內舉行「在家吃ＢＢＱ」，而且欲罷不能！也因為這樣，自然大幅減少假日外食的次數。

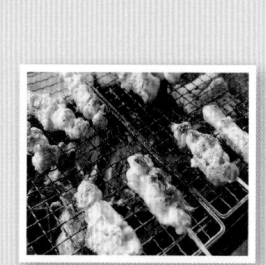

假日會升起炭火固定「在家吃BBQ」。以前最愛的尋找美食之旅，現在已經被烤肉取代。

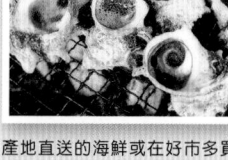

產地直送的海鮮或在好市多買的大份量牛舌、自家菜園的蔬菜等。

只要以鹽、胡椒或檸檬汁等簡單調味，就能品嚐到肉的鮮美原味。

一般的烤肉沾醬類過多，會以自製的柚子醋來取代（後文會詳述）。

Diet
POINT / 3

「和別人一起減重就很愉快」

成我們夫妻共同的樂趣,這也是托減重的福才有的結果。

夫妻或和家人一起開始減重的話,飲食不需要個別加以調整,一點都不麻煩就可以開始。但是,絕對不要強迫他人。如果對方完全不想減重,可以悄悄地把調味料或配菜的食材換掉,這也是個方法。此外,約好友們一起減重,或透過SNS找到減重的同好,或許也不錯呢!

我認為夫妻倆一起開始減重,是長久持續的秘訣。每天和對方搶著量體重,有時得到讚美,有時覺得懊惱。只要對方很努力的話,自己也不能落後。

一起去尋找外食的低醣菜色或在家吃BBQ等,已經變許也不錯呢!

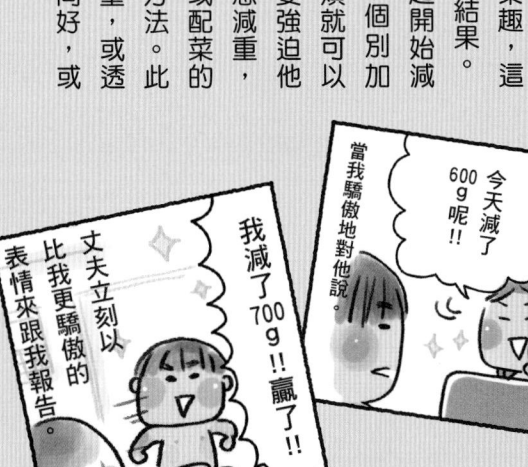

今天減了600g呢!!

當我驕傲地對他說。

我減了700g!!贏了!!

丈夫立刻以比我更驕傲的表情來跟我報告。

快速跑來

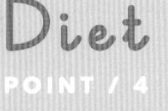

Diet
POINT / 4

「每天必須量體重！」

愛用的體重計。每天都非常期待早上量體重的時刻！

會隨著嗶！嗶！聲
忽喜忽憂

採用低醣減重，效果是立竿見影的！只要一開始，體重就會快速減輕。前幾天吃了些什麼？做了什麼事情，都直接會顯現在數字上，因此每天必須在同樣的時間測量體重！我建議最好可以記錄下來。當自己加以回顧時，會成為很重要

的激勵。

體重陸續減輕後，不知不覺中，量體重變成提高減重動力的最佳方法，就算沒有決定要量體重，但量體重已經成迫不及待的事情了呀！變成「興趣＝測量體重」那樣（笑）。於是，逐漸就能掌握到，做了哪些事會讓體重增加或減少。

Diet
POINT / 5

「先嘗試持續1個月看看」

體重減輕
就能愉快地持續

首先保持著嘗試的心態實踐1個月，以輕鬆的心情試看看！1個月好像很久？沒問題的，只要持續實踐5天，體重就會下降，然後就會覺得很開心，之後就覺得時間過得非常快！持續實踐3個月後，食量和味覺都會隨著改變，這和改覺得輕鬆、健康，就很棒。

善體質可說息息相關。

有人說：「反正瘦了還會復胖吧！」真希望對方能先試看看再來評論（笑）。低醣的飲食或生活會習慣成自然。

之前已經說過，一切都是要覺得「愉快」。就算沒有覺得愉快，但體重減輕就會開心！對肥胖的人來說，體重下降就是最開心的事。不需要以模特兒的身材為目標。只要讓身體和味覺都會隨著改變，這和改覺得輕鬆、健康，就很棒。

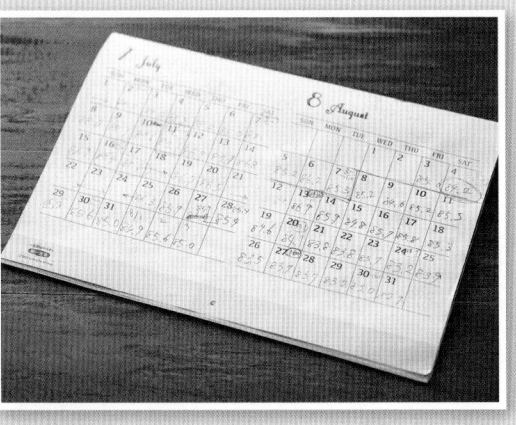

丈夫的體重紀錄，只是寫在一般的月曆上。最佳體重出現時，會畫上一朵花的記號。

低醣也能獲得飽足感的便當

這麼做即可愉快地持續！

我們夫妻一起減重成功的關鍵是，低醣也能獲得飽足感的便當。在此介紹各種菜餚的組合方法、怎麼做會更有飽足感、推薦的菜色等。

低醣也能令人獲得飽足感的

便當食譜

為了能愉快地持續，下工夫使得低醣也能令人獲得飽足感非常重要！重點在於獲得滿足感的調味、增加飽足時間、賞心悅目的外觀。以及注入些許的愛（笑）。
這樣就能絲毫不勉強地做到低醣飲食。

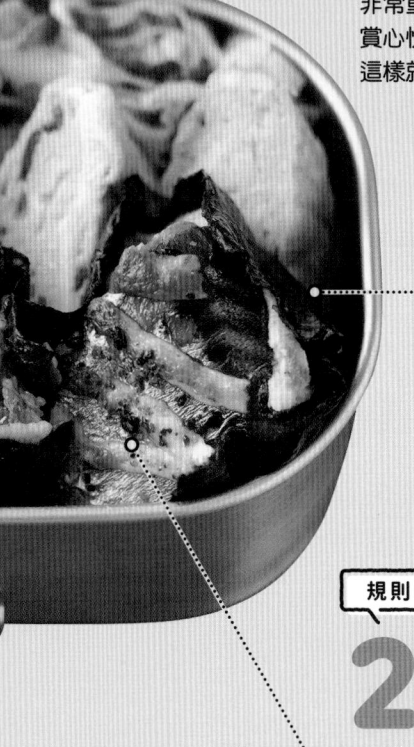

規則

1

只放入
喜好的食物

現在使用的是幼兒園孩童尺寸的便當盒。在這麼小的空間內，如果放入討厭的食物，實在令人沮喪。所以會完全去除厭惡的食物，不太喜愛的食物的話，會下工夫製作成類似喜愛食物的口味或口感。

規則

2

主菜要
味道濃郁有飽足感

採用肉或魚類的主菜，從事先做好的備用菜中選出一種放入便當。肉或魚類幾乎不含醣，所以份量放多一點也OK。口味是甜辣或美乃滋、起司等我先生喜愛的濃郁系列。

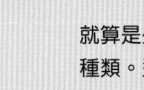

規則

3

以炒青菜
來取代白飯

在低醣飲食中，限制白飯攝取量，是最簡單的。嘗試以炒青菜來取代白飯，獲得丈夫「很好！肚子不會餓！」的好評後，就變成每天固定的菜色。其實我先生以前不愛吃青菜，原本以為是下策，沒想到大受歡迎。

規則

4

副菜的調味
做出區隔

就算是少量，但不能過度減少菜色種類。這是也提高滿足感的秘訣。副菜會從備用菜中選出2～3道放入便當內。味道和顏色不要和主菜一樣。各種副菜也要調味和顏色都不同。

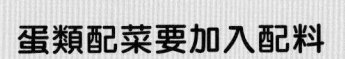

規則

5

蛋類配菜要加入配料

蛋類配菜幾乎每天都有。當然會放入可事先做好的溏心蛋，玉子燒也可在前一晚先做好。蛋液只要稍微調味，再加上當天冰箱內有的東西作為配料混合起來去煎。每次的口味都不同，就不會吃膩。

丈夫的便當盒
尺寸和白飯份量
逐漸減少

以前丈夫的便當內，會放入大量的白飯。
現在逐漸變成就算是小便當盒也能獲得飽足感，
最後他自己提出「想要不吃白飯看看」。

2星期後	Start	Before
換成幼兒園 孩童尺寸的 便當盒！	減重開始時 就換成 我的便當盒	白飯份量很多 減重前

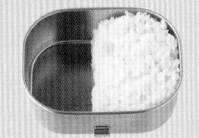 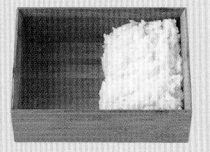 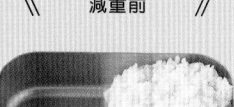

便當盒 **360㎖**	便當盒 **450㎖**	便當盒 **700㎖**
白飯＋雜糧＋ 糯麥等 **130g**	白飯＋雜糧＋ 糯麥等 **140g**	白飯 **250g**

第2星期起每星期飯量
遞減10g

白飯中
添加糯麥

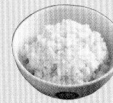

減重開始前，白飯是一
碗蓋飯的份量

白米中添加糯麥，或用肉捲做成飯糰，逐漸增加份量十足的感覺，陸續減少白飯的份量。6星期後我先生自己提出：「沒有白飯也可以！」的宣言，於是以炒青菜來取代！一切都是依照他本人的步調來調整。

喜愛的便當盒
（360ml）

不會沾染味道、不會漏水、也能放入洗碗機中清洗！工房アイザワ的方形午餐便當盒。

---

6 星期後	**5 星期後**	**4 星期後**
	\\ 依照丈夫的要求 只放一口飯！ //	\\ 飯量繼續減少 //
終於 沒有白飯		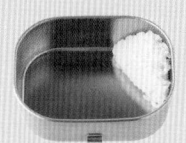
便當盒 **360ml**	便當盒 **360ml**	便當盒 **360ml**
白飯 **0g**	只有糙米 **30g**	只有糙米 **100g**
搭配便當的湯品或點心（後文有詳述）也很有幫助！	丈夫的體重減輕，似乎感到非常開心	糙米更養生！

便當規則

下工夫提升調味＆份量
即可獲得滿足感

為了讓份量或飯量減少，還能吃得很滿足，
我在延長飽足感和調味方面特別下工夫！

下工夫 1

以「炒青菜」來延長飽足感

蔬菜經過翻炒後，能夠吃下的量會變得很多，令人訝異。因為膳食纖維含量高，所以肚子會覺得飽，一方面因為有用油，也能產生飽足感。依照蔬菜的搭配或替換不同的油品、最後添加調味料的不同，就能變化出完全不同的菜色。

CHECK

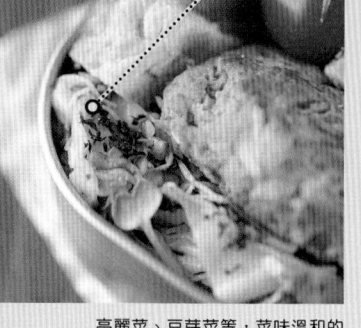

高麗菜、豆芽菜等，菜味溫和的蔬菜，搭配菇類、紫蘇等，再添加可增加份量和提味的蔬菜。

下工夫 2

以可增加份量的食物讓便當變得份量十足

菇類、海藻、蒟蒻、大豆製品，都是能夠增加份量的食材，我會添加到主菜中混合

菇類當中，鴻喜菇、金針菇不需要花時間去切，很容易能加進主菜中混合均勻，因此我經常使用。為了下工夫變化口感、吃不膩，有時會使用好幾種菇類。

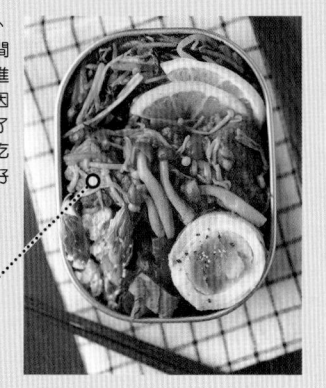

CHECK

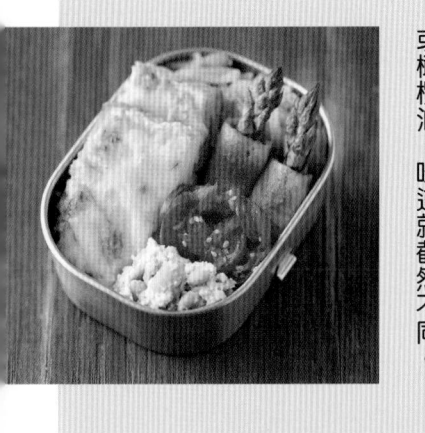

填裝便當時，要注意各種菜餚的口味不要重複。光是這樣，就能讓「吃得很滿足！」的感覺倍增！勁辣口味、咖哩口味等，儘可能採用明確的調味來變化，就算同樣是鹽胡椒口味，光是把油品變化成麻油或橄欖油，味道就截然不同。

推薦的調味料

咖哩粉	紅紫蘇粉	乾燥柚子皮
海苔酥	美乃滋	起司粉
奶油起司	薑味醬	蔥味醬
味噌	柚子醋	麻油

增加份量、延長飽足感效果表

	增加份量效果	延長飽足感效果
菇類	◎	◎
海藻	◎	◎
豆渣	◎	△
蒟蒻	◎	△
豆腐	◎	△

菇類和海藻都含有豐富的膳食纖維，對於延長飽足感來說也很有貢獻。不過，蒟蒻或大豆製品延長飽足感的效果稍微遜色。

均勻，也會做成副菜來提升份量，效果卓越。尤其是菇類和海藻都含有豐富的膳食纖維，對於延長飽足感來說也很有貢獻。不過，蒟蒻或大豆製品延長飽足感的效果稍微遜色。

下工夫讓食物看起來賞心悅目
令人食指大動

就算是同樣的菜色，變化一下形狀，或擺放的方式不同，
看起來就會更美味，我會採取各種方法下工夫讓便當吃不膩。

CHECK

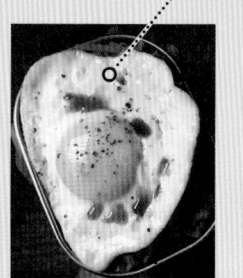

荷包蛋也是令人食指大動的
一道菜。

下工夫

1

運用照燒的技巧或
完成後放上裝飾配料

我希望丈夫打開便當盒的
瞬間，能感覺到「看起來真
美味。好想吃！」所以運用照
燒的技巧，讓食物看起來上色
又有光澤非常重要。完成後均
勻撒上黑胡椒粉或芝麻，光是
這樣就會看起來更美味。希望
能讓丈夫忘記，這是低醣版本
的。

肉或魚類的菜餚會做出光澤和烤色。

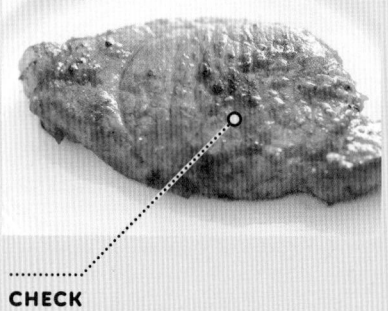

CHECK

CHECK

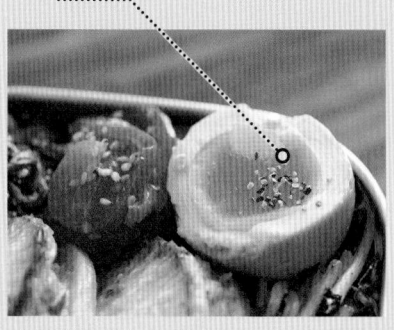

CHECK

最後撒上一小撮芝麻、黑胡椒。

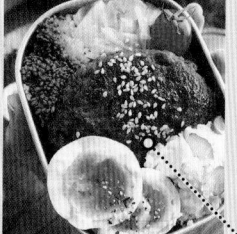

儘管是同樣的材料、調味，只要改變形狀，就會有新鮮感！比如說，漢堡排。做成小顆就是肉丸子，做成中等尺寸就類似雞肉丸子。雞肉也是，一大片直接煎，就是煎雞排，切成小塊拿去烤，就是烤雞肉串。蔬菜或蛋類只要切法不同，口感就會隨之變化。

漢堡排的尺寸加以變化，有時1個，有時3個，印象就不同。

CHECK

CHECK

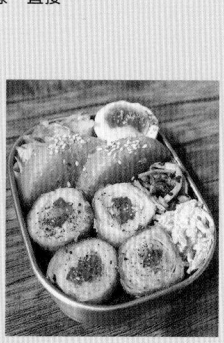

菜餚垂直放，像要飛出來那樣，直接放入一大根，看起來很震撼。

白蘿蔔排列整齊就很可愛。也可當成間隔的食物來使用。

依照炒青菜→主菜→副菜的順序填裝，最後在空白的位置放入填空的食物增加色彩，

這樣看起來還就很漂亮。還有，菜餚有時橫著放，有時直著放，也能加以變化。為了不讓菜餚互相沾染味道，可放入分隔紙杯，炒青菜也可先用廚房紙巾把湯汁吸乾再放入便當。

清脆鬆軟的豆芽菜
辣漢堡排便當

丈夫點菜率 No.1
最有飽足感的菜色正是這個

裝滿即可

主菜	豆芽菜辣漢堡排
副菜 1	春菊（日本茼蒿）彩椒韓式涼拌菜
副菜 2	竹筍拌柴魚片
蛋	櫻花蝦玉子燒
填空菜	小番茄

Part. 2

早上製作！

炒青菜	高麗菜蘿蔔嬰炒紅紫蘇粉

丈夫的感想
從小就非常愛吃的漢堡排，最新進化的版本就是這個！很輕鬆就可撐過下午的工作！

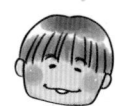

YUKIRICHI 這裡是重點

已經有調味的主菜，不需再沾調味料就能吃。不使用醣分高的醬汁或蕃茄醬即可食用喔！主菜的辣味、竹筍的鮮甜味、韓式涼拌菜的鹹味，運用味道的變化來盛裝便當。竹筍的呈現方式，是引發食慾的技巧。

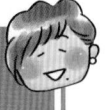

大塊的主菜，
視覺上也能獲得滿足感

不使用醣分高的醬汁，
而是用豆瓣醬確實調味

蓋上便當盒蓋前，
才撒上芝麻

豆芽菜辣漢堡 ································· 主菜

如果有時間的話，拔除根部最好

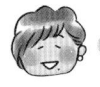

材料　（2人份）

豆芽菜…100g
★豬牛混合絞肉…200g
★蛋液…1/2個份
★太白粉…1大匙
★豆瓣醬…1/2大匙
★蒜泥…1/2小匙
★鹽…1/4小匙
麻油…1小匙

可整成自己喜愛的大小（推薦做成心型！）（笑）。辣度可依個人喜好去調整喔！

做法

1　豆芽菜切成1cm的段。
2　在調理盆中放入★，充分攪拌均勻，加入做法1拌勻後，整成自己喜愛的形狀。
3　在平底鍋中放入麻油加熱，把做法2排入鍋中煎。上色後翻面，加蓋蒸煎3～4分直到變熟即完成。

春菊（日本茼蒿）彩椒韓式涼拌菜 ·········· 副菜 1

彩椒顏色可依個人喜好選擇黃色或紅色

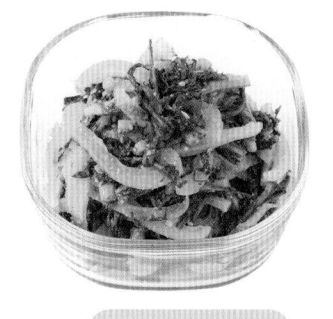

材料　（2人份）

春菊
　…1把（150g）
黃椒…1個
★白芝麻
　…1大匙

★白芝麻
　…1小匙
★麻油…1大匙
★鹽…1/2小匙

因為都是可生吃的蔬菜，氽燙只要很短時間即可。

做法

1　彩椒切絲，春菊切段，放入熱水氽燙一下，瀝乾水分。
2　在調理盆中放入★充分攪拌均勻，加入做法1拌勻即完成。

竹筍拌柴魚片 —————————————— 副菜2

外觀、香味都好，當然味道也很棒！

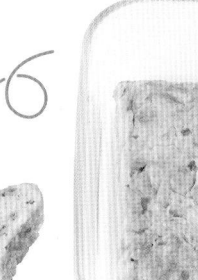

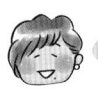

建議最後撒上大量的柴魚片！水煮竹筍不管任何季節都能買到！

材料（2人份）

水煮竹筍…100g
高湯…1/2杯
醬油…1/2大匙
味醂…1/2大匙
柴魚片…適量（約5g）

做法

1 水煮竹筍切成容易食用的大小。
2 在鍋中放入高湯和做法1加熱，沸騰後加入醬油和味醂，以小火煮5分左右，一面收汁一面燉煮。
3 放冷後，撒上柴魚片即完成。

櫻花蝦玉子燒 —————————————— 蛋類配菜

只要更換配料，或是變化切法，即可展現不同風貌

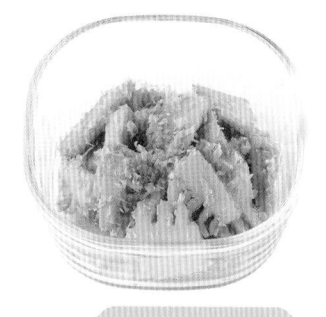

如使用已調味過的配料，再加點低醣的美乃滋即可。

材料（2人份）

蛋…2個
★乾燥櫻花蝦…1大匙
★蔥…1根
★美乃滋…1大匙
豆瓣醬…1小匙

做法

1 蔥切成蔥花。蛋打散，加入★充分攪拌均勻。
2 在玉子燒平底鍋中放入沙拉油，以大火加熱，倒入1/3的做法1，用料理長筷把蛋翻捲到最裡面。在鍋子空出來的位置再倒入1/3的做法1，變成半熟狀態時，再往最裡面的方向捲。把蛋集中到最裡面，再以同樣的做法倒入剩下的蛋液繼續煎熟（就算形狀不好看，用保鮮膜包起來再整形就OK了）。

蘿勒香氣十足成人的大份量牛肉便當

就算沒有白飯，牛肉就能讓肚子和心靈都充分獲得滿足

Part. 2

		裝滿即可
主菜	蘿勒起司骰子牛肉	
副菜1	美乃滋白芝麻豆腐拌蘆筍	
副菜2	紫高麗菜火腿酸甜沙拉	
蛋	柴魚片溏心蛋	
填空菜	檸檬片	

早上製作！		
炒青菜	豆芽菜豆苗炒海苔醬油	

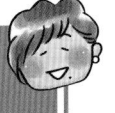

丈夫的感想
對我來說，牛肉和菇類可說是黃金搭配。如果你能理解的話，我也很開心。

YUKIRICHI 這裡是重點

以油膩的主菜和爽口的副菜來做變化。牛肉搭配膳食纖維含量豐富的菇類來增加份量。溏心蛋撒上黑胡椒，不只好看，也能提味。和「義大利雜菜湯（Minestrone，P114）」非常搭配！

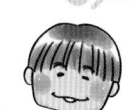

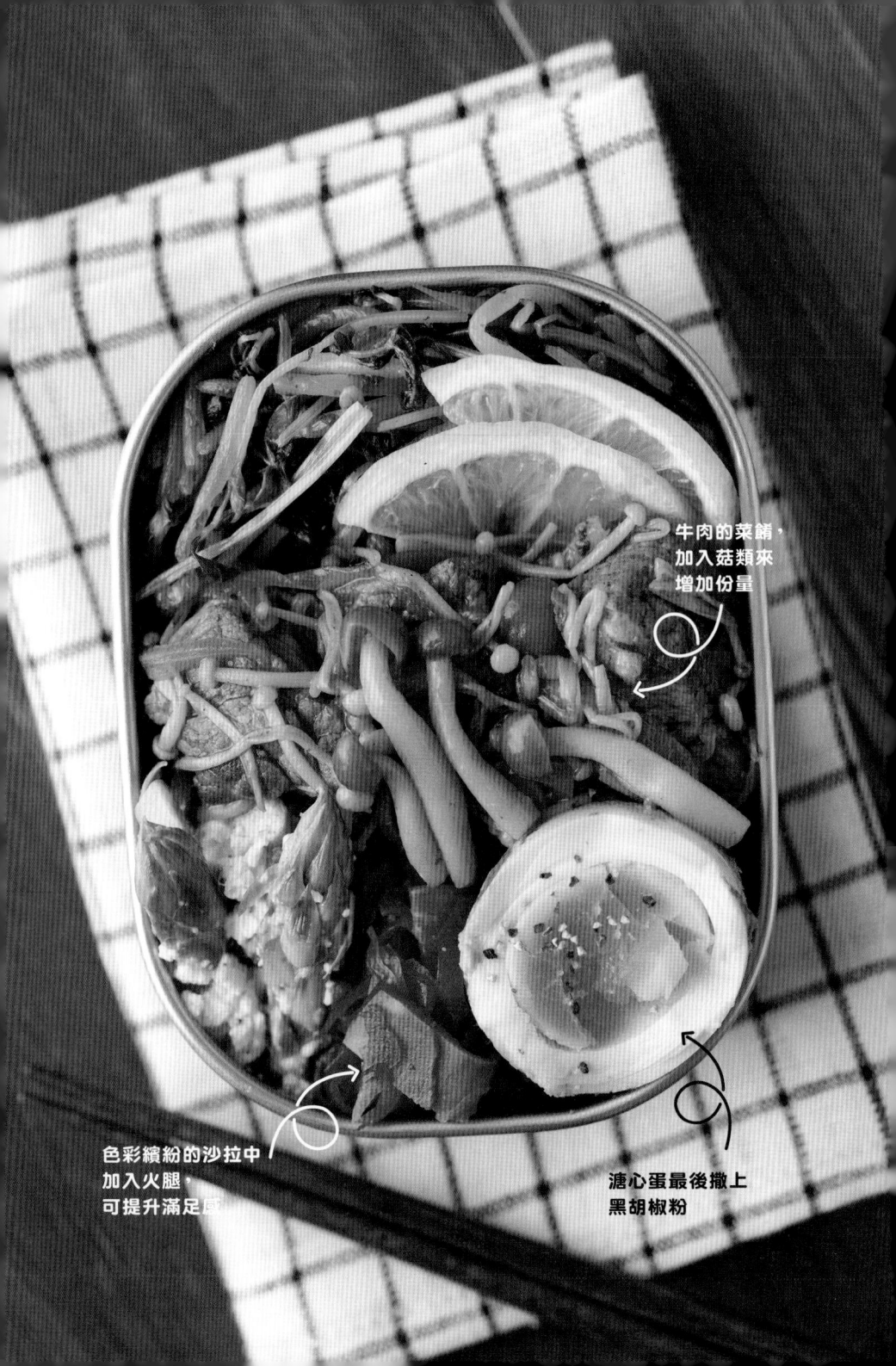

牛肉的菜餚，
加入菇類來
增加份量

色彩繽紛的沙拉中
加入火腿，
可提升滿足感

溏心蛋最後撒上
黑胡椒粉

蘿勒起司骰子牛肉 ⋯⋯⋯⋯⋯⋯⋯⋯⋯⋯⋯ 主菜

少許蘿勒，看起來更時髦（笑）

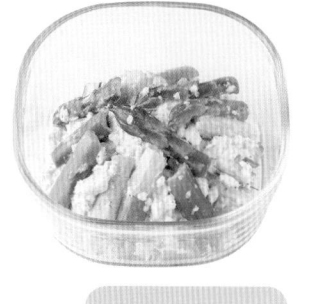

Part. 2

把新鮮的蘿勒撕碎後放入，當然也可以！牛肉可趁特價時購買（笑）。

（材料） （2人份）

牛肉（牛排用等）⋯400g	橄欖油⋯1小匙
鴻喜菇⋯1盒	★醬油⋯1大匙
金針菇⋯1袋	★酒⋯1大匙
洋蔥⋯1/2個	☆蘿勒粉⋯1/2小匙
鹽胡椒⋯少許	☆起司粉⋯2大匙

（做法）

1　菇類切除蒂頭，洋蔥切絲，牛肉切成骰子狀，撒上鹽、胡椒。

2　平底鍋中放入橄欖油，以稍大的中火加熱，放入牛肉煎，上色後先取出。

3　在做法2的平底鍋中放入少許橄欖油（份量外）加熱，放入洋蔥和菇類翻炒。炒軟後，把牛肉放回鍋中，加入★稍微翻炒一下，最後撒上☆混合均勻即完成。

美乃滋白芝麻豆腐拌蘆筍 ⋯⋯⋯⋯⋯⋯⋯ 副菜 1

白芝麻豆腐拌蘆筍用美乃滋就能簡單製作

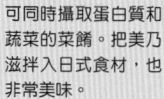

可同時攝取蛋白質和蔬菜的菜餚。把美乃滋拌入日式食材，也非常美味。

（材料） （2人份）

蘆筍⋯3〜5根	★美乃滋⋯1又1/2大匙
板豆腐⋯100g	★白芝麻粉⋯2小匙
	★鹽⋯少許

（做法）

1　用2張廚房紙巾包起豆腐，放入耐熱容器內，用微波爐加熱2分左右瀝乾水分。

2　蘆筍削去硬皮，切成3cm長。包上保鮮膜，用微波爐加熱2分，擦乾水分。

3　在調理盆中放入做法1壓碎，加入★混合均勻，加入做法2拌勻即完成。

紫高麗菜
火腿酸甜沙拉 .... 副菜 2

加醋即可變身為鮮豔的粉紅色。讓便當變得非常華麗

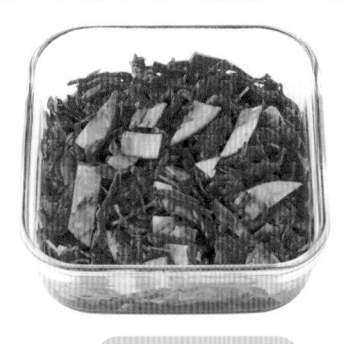

材料 （2人份）

紫高麗菜…1/4個（200g）
火腿…4～5片
鹽…1/2小匙
★醋洋蔥的汁（P118）…1/2杯

做法

1 紫高麗菜切絲，撒鹽變軟後，過水洗一下，擠乾水分。火腿對半切開，再切成長條狀。

2 把做法1和★放入夾鏈袋等中揉捏一下，讓味道更均勻即完成。

如果有自製的醋洋蔥汁，做起來更簡單！使用市售的甜醋漬物用的調味醋也可以。

豆芽菜豆苗炒海苔醬油 .... 炒青菜

原本味道樸素的豆芽菜，加上海苔和醬油就變成海苔風味

材料 （2人份）

豆芽菜…1/2袋（100g）
豆苗…1/2袋
麻油…1小匙
韓式海苔酥…5g
醬油…少許

做法

1 豆苗切去根部，和豆芽菜差不多長度即可。

2 在平底鍋中放入麻油加熱，放入豆芽菜和豆苗翻炒。油脂分布均勻後，加入海苔酥、醬油混合均勻即完成。

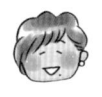

海苔可增添美味，還可吸收蔬菜的水分。使用撕碎的韓國海苔也OK。

低醣又具飽足感的便當菜色3

減重動力提升到最高點！海苔鹽味唐揚雞便當

便當蓋一掀開就是勝利姿勢！
光是裝入唐揚雞，就令人非常興奮！

裝滿即可

主菜	海苔鹽味唐揚雞
副菜1	小松菜魩仔魚鹹甜炒
副菜2	奶油柚子醋蒟蒻
蛋	明太子美乃滋水煮蛋
填空菜	小番茄、紫蘇葉

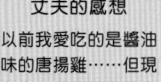

早上製作！

炒青菜	咖哩口味炒洋蔥青蔥

丈夫的感想

以前我愛吃的是醬油味的唐揚雞……但現在完全體悟到海苔鹽味的魅力。

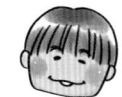

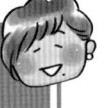

YUKIRICHI 這裡是重點

唐揚雞日，我會跟先生說：「有放唐揚雞喔！」他一大早就會變得精神抖擻。這非常重要。因為是低醣版，所以是使用的是大豆粉，但完全感覺不出有大豆的腥味。很想多裝幾個，但也要放蔬菜類配菜，營養比較均衡。

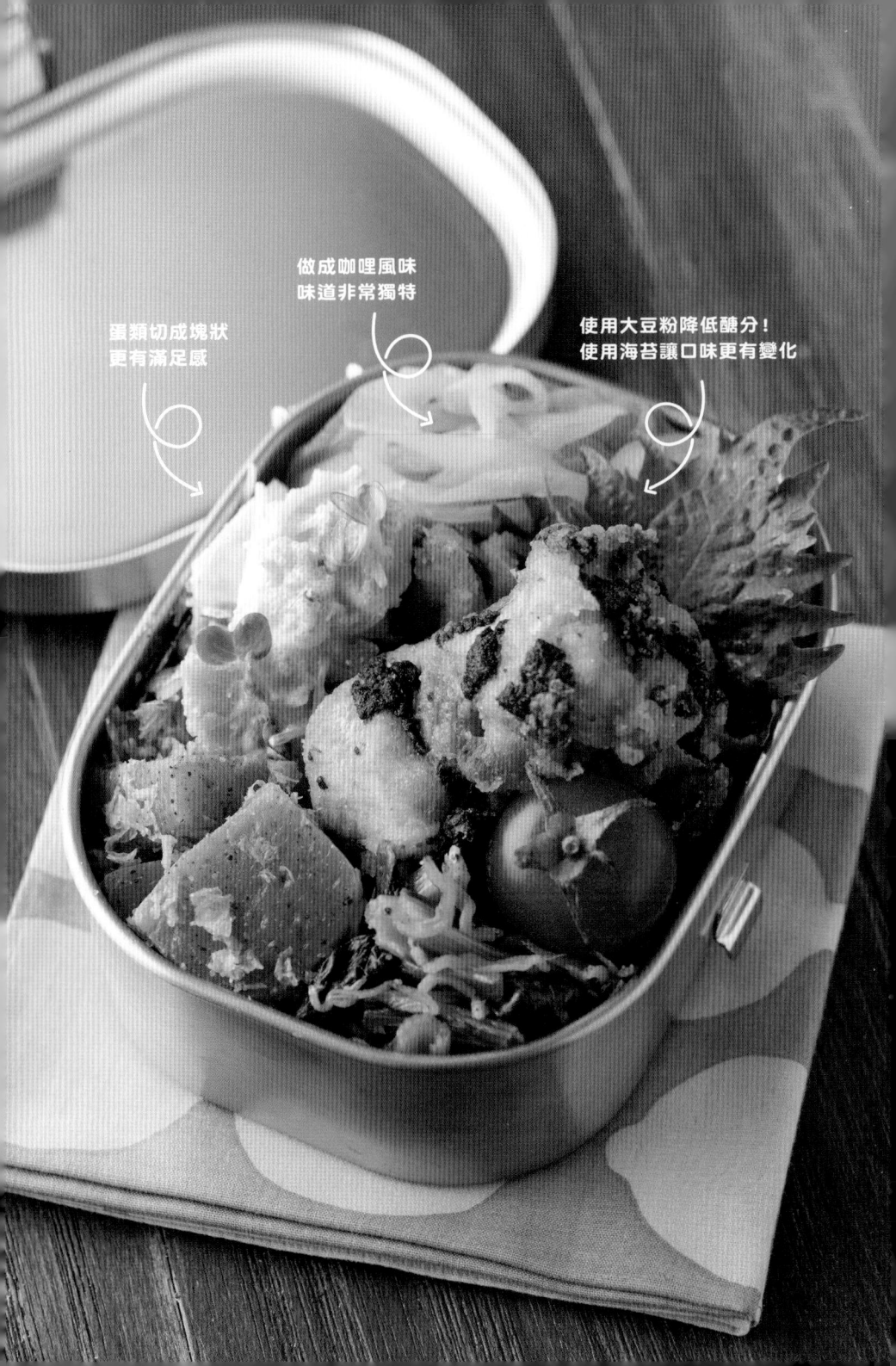

做成咖哩風味
味道非常獨特

蛋類切成塊狀
更有滿足感

使用大豆粉降低醣分！
使用海苔讓口味更有變化

海苔鹽味唐揚雞

主菜

洋芋片我愛吃鹽味那種（笑）。唐揚雞也愛吃鹽味的

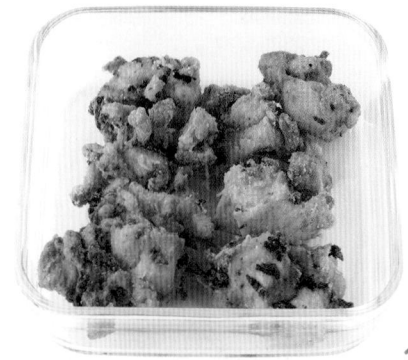

材料 （2人份）

雞腿肉…1片
韓式海苔酥…喜愛的份量（約5g）
★酒…1大匙
★雞粉…1/2小匙
★鹽…1/2小匙
太白粉、大豆粉…各適量（等量）
油炸用油…適量

做法

有海苔提味，吃了會上癮。因使用大豆粉，可減少一點醣分。

1 雞肉切成一口大笑，放入塑膠袋內，加入★充分揉捏一下，靜置10左右。
2 在做法1內加入韓國海苔酥，均勻分布在雞肉上，裹上太白粉、大豆粉。
3 把做法2放入170℃的油炸5分左右即完成。
※韓國海苔酥可用撕碎的韓國海苔取代。

小松菜魩仔魚鹹甜炒

副菜 1

丈夫不愛吃的綠色蔬菜，用鹹甜口味的魩仔魚加以變身！

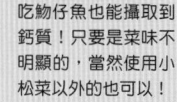

材料 （2人份）

小松菜…1把（200g）
魩仔魚…30g
麻油…2小匙
★醬油…1大匙
★味醂…1大匙

做法

吃魩仔魚也能攝取到鈣質！只要是菜味不明顯的，當然使用小松菜以外的也可以！

1 小松菜切成容易食用的大小。
2 在平底鍋中放入麻油加熱，放入吻仔魚翻抄，稍微上色後加入做法1繼續炒。
3 炒至變軟後加入★混合均勻，以稍大的中火炒至收汁即完成。

奶油柚子醋蒟蒻 ··· 副菜 2

因有添加低醣的奶油，所以吃起來很飽足！

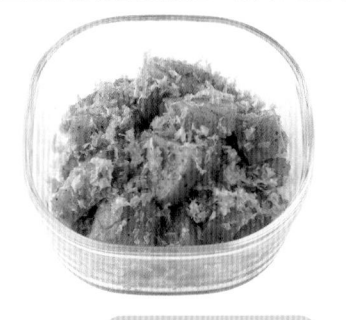

奶油是低醣食品！
用「自製柚子醋
（P120）」醋分更低！

材料（2人份）

蒟蒻塊…1塊
鹽…少許
奶油…10g
蒜泥…少許（不用也OK）
柚子醋醬油…2大匙
柴魚片…喜愛的份量（約5g）

做法

1 蒟蒻塊上撒鹽揉捏一下，用水沖洗。劃入格子狀的刀痕，再切成容易食用的大小後，汆燙一下。

2 在平底鍋中放入做法1乾煎一下，等水分收乾後，放入奶油和蒜泥，以小火翻炒。

3 淋上柚子醋醬油，炒至收汁即熄火，撒上柴魚片即完成。

明太子美乃滋水煮蛋 ································· 蛋類配菜

水煮蛋切大塊一點，吃起來比較滿足！

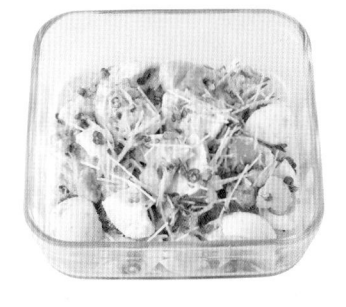

不過度攪拌、保留蛋的口感是重點！可提升味道的滿足感。

材料（2人份）

蛋…4個
蘿蔔嬰…1盒
★黃芥末 明太子…
　1/2條

★美乃滋…2大匙
★豆漿…1小匙
★鹽胡椒…少許

做法

1 在鍋中放水煮滾後放入蛋，煮8分左右。剝殼後，用手撥成適當的大小。

2 蘿蔔嬰切去根部，切成2～3等份。明太子撕去薄膜壓碎。

3 在料理盆中放入★混合均勻，加入做法1和蘿蔔嬰快速拌勻即完成。

豬肉塊切片！
咖哩豬肉片彩椒便當

色香味俱全！
辛香料的香氣很令人開心！

裝滿即可

主菜	咖哩豬肉片
副菜1	優格淺漬泡菜
副菜2	檸檬拌鮮菇
蛋	柴魚片溏心蛋

早上製作！

炒青菜	美乃滋炒白菜金針菇

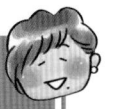

YUKIRICHI 這裡是重點

打開便當盒瞬間視覺的第一印象非常重要。裝得滿滿的，看起來就很有滿足感。重口味的主菜搭配清爽系列的副菜，即可取得均衡。溏心蛋用手撥成兩半，就有種親手製作的感覺，也會有種溫暖，我自己非常喜歡。

丈夫的感想

哇！黃色！是咖哩！胡蘿蔔看成心型，是我的錯覺嗎…？

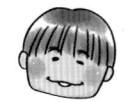

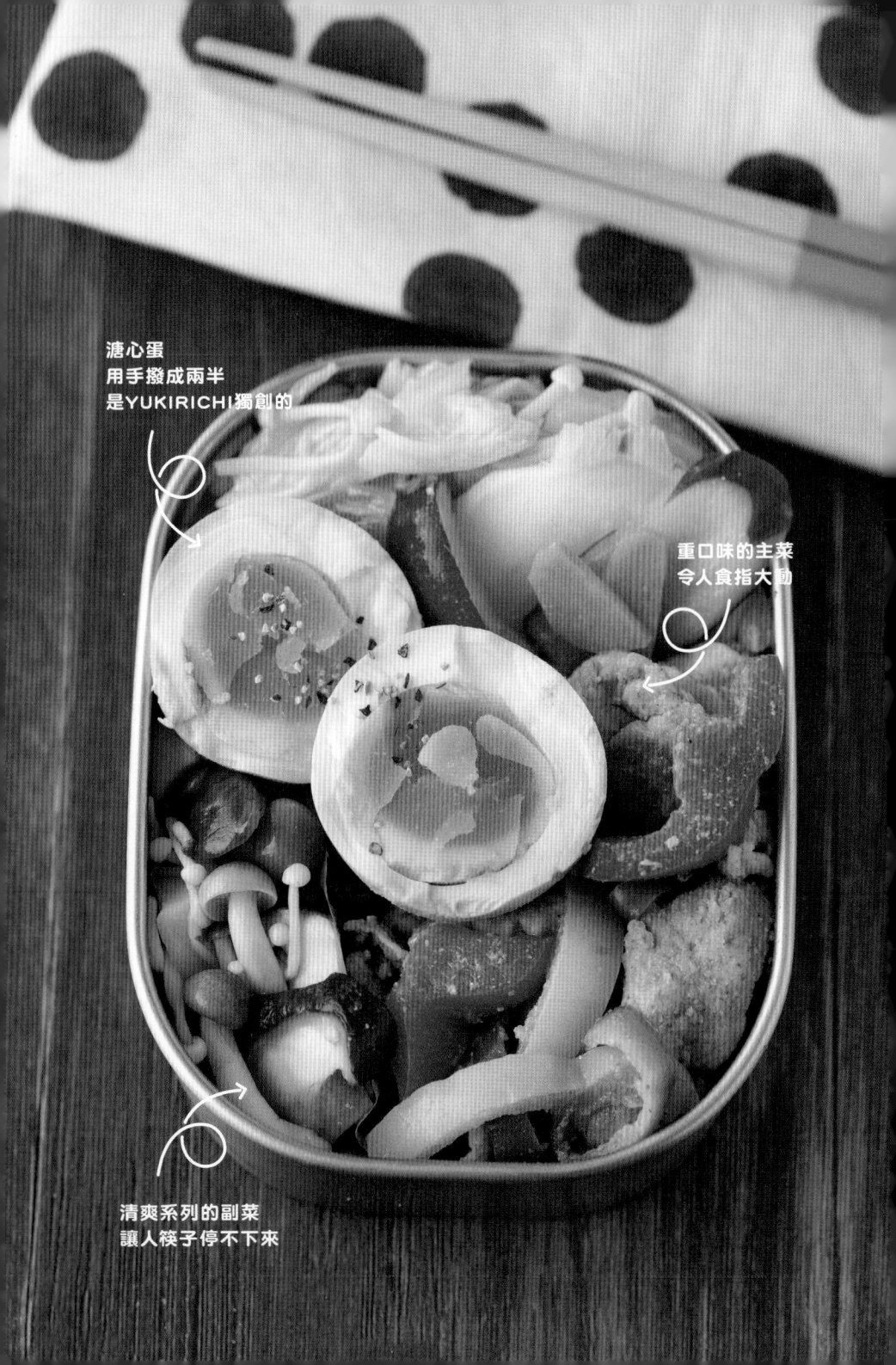

溏心蛋
用手撥成兩半
是YUKIRICHI獨創的

重口味的主菜
令人食指大動

清爽系列的副菜
讓人筷子停不下來

咖哩豬肉片 主菜

富含維他命的色彩，可提升視覺上的滿足感！

Part. 2

材料 （2人份）

豬肉片…200g
紅、黃甜椒
　…各1/4個
青椒…1個
★大豆粉…1大匙
★咖哩粉…1小匙
★鹽…1/4小匙

橄欖油
　…1小匙
咖哩粉
　…1/2小匙
鹽…少許

做法

1. 豬肉片切成一口大小，裹上混合均勻的★。甜椒、青椒橫切成細絲。
2. 在平底鍋中放入橄欖油加熱，放入豬肉片翻炒。變色後，加入甜椒、青椒炒熟。
3. 淋點油，撒上咖哩粉、鹽快速拌勻即完成。

甜椒、青椒選擇其中一個顏色也OK！最後追加咖哩粉，會更凸顯香氣。

優格淺漬泡菜 副菜 1

運用乳酸菌和蔬菜，悄悄活化腸部（笑）

材料 （2人份）

數種喜愛的蔬菜…計200g
★原味優格…50g
★鹽…1小匙

做法

1. 蔬菜切成容易食用的大小，做好比較容易製作淺漬泡菜的備料工作。
2. 在夾鏈袋內放入★和做法1，整個揉捏均勻，放入冰箱冷藏靜置一晚即完成。

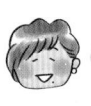

用小黃瓜、大頭菜、胡蘿蔔、紅蘿蔔等喜愛的蔬菜來醃漬，是美味當季食物。

檸檬拌鮮菇 副菜 2

是富含膳食纖維、口味清爽的菇類菜餚

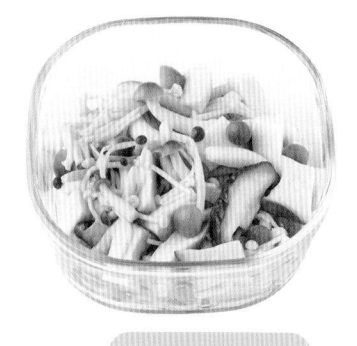

（材料）（2人份）

數種喜愛的菇類…計200g

★檸檬汁…1小匙

★鹽…1/2小匙

★蒜泥…少許

（做法）

1 菇類切除蒂頭，撕開或切成容易食用的大小。

2 把做法**1**汆燙一下，瀝乾水分。

3 在料理盆中放入★混合均勻，加入做法**2**拌勻即完成。

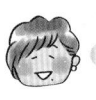

汆燙調味拌勻。可用鴻喜菇、杏鮑菇、金針菇、新鮮香菇，任一種都OK。

柴魚片溏心蛋 蛋類配菜

無論帶便當或在家的餐食都經常出現。是我家的招牌蛋類配菜。

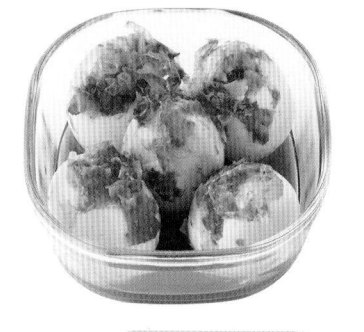

（材料）（2人份）

蛋…5個

★醬油…2大匙

★醋…1大匙

★砂糖…1/2大匙

柴魚片…1小撮（3g）

（做法）

1 在鍋中放水煮滾後放入蛋，煮8分左右。

2 夾鏈袋中放入★混合均勻。

3 蛋剝殼後，加入做法**2**，最後加入柴魚片。把空氣盡量壓出讓袋內變真空，比較容易入味（最好能靜置一晚）。

沒有柴魚片也沒關係！有加的話會更快速入味。

※柴魚片溏心蛋也可善加運用醋洋蔥或自製柚子醋喔！比如說→加入醋洋蔥汁＋乾燥勒菜。或在自製柚子醋中，加入辣油或麻油等，有無限多的變化！

烤杏仁片
鱈魚便當

烤至金黃香脆♡ 的魚類主菜
也不會令人失望，吃得很飽足！

> 裝滿
> 即可

主菜	烤杏仁片鱈魚
副菜 1	咖哩口味小黃瓜炒絞肉
副菜 2	胡蘿蔔蒟蒻絲拌芝麻美乃滋
蛋	高野豆腐烘蛋

> 早上
> 製作！

炒青菜	海苔醬油炒豆芽菜豆苗

丈夫的感想

烤杏仁片鱈魚雖然好吃，但這個名字（アーモンドたらちゃん）有點怪怪的…（汗）。

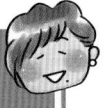

YUKIRICHI 這裡是重點

使用杏仁片的話，不用麵包粉也能降低醣分。而且因為使用低醣的蛋白來增加粘性，魚身不容易破碎。以魚類為主菜時，為了不讓丈夫失望會選擇肉類的配菜。蛋內會加入高野豆腐等更多的配料！

加入起司和高野豆腐
會覺得吃得比較飽

麵衣用杏仁片取代
非常低醣

以魚類為主菜時
會放入肉類的配菜

烤杏仁片鱈魚 ·· 主菜

使用蛋白來增加粘性非常低醣！用奶油來煎烤可增添好吃的風味

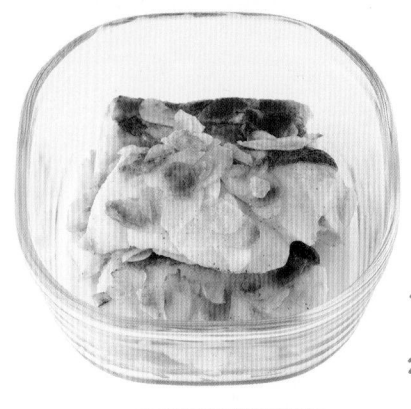

材料（2人份）

鱈魚切片…2片
鹽胡椒…少許
蛋白…1個分
杏仁片…3大匙
奶油…10g

做法

1　鱈魚斜切成兩片，撒上鹽胡椒，擦乾滲出的水分。

2　蛋白打散，把做法**1**沾上蛋白，再沾上杏仁片。

3　在平底鍋中放入奶油，以稍小的中火加熱將其融化，把做法**2**兩面煎烤至金黃色即完成。

杏仁片可在烘焙材料行買到喔～。很容易燒焦，請特別注意。

Part. 2

咖哩口味小黃瓜炒絞肉 ·························· 副菜 1

添加肉類的副菜是以魚類為主菜的便當之救世主

材料（2人份）

小黃瓜…1根　　　　咖哩粉
豬絞肉…100g　　　　…1/4小匙
沙拉油…1小匙　　　鹽胡椒…少許
醬油…1小匙

做法

1　小黃瓜縱向對半切開後，斜切成片狀。

2　在平底鍋中放入沙拉油加熱，放入絞肉翻炒，變色後放入小黃瓜繼續炒。

3　等油脂分布均勻後，加入醬油、咖哩粉、鹽胡椒調味即完成。

絞肉選顆粒大的較好！小黃瓜炒過後口感還是不變，吃起來脆脆的很有飽足感。

胡蘿蔔蒟蒻絲拌芝麻美乃滋

副菜2

芝麻美乃滋會讓人欲罷不能！會讓人一口接一口的涼拌菜

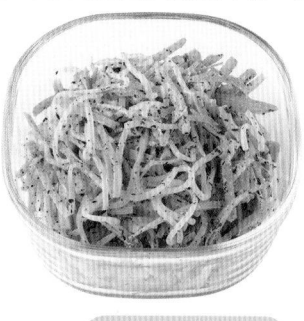

材料 （2人份）

胡蘿蔔…1/2根
白蒟蒻絲…1/2袋

鹽…少許
★黑芝麻粉…2小匙
★美乃滋…2小匙
★胡椒…少許

做法

1. 胡蘿蔔切絲，撒鹽稍微揉捏一下。
2. 白蒟蒻絲放入熱水快速汆燙一下，瀝乾水分，切成容易食用的大小。
3. 在調理盆中放入做法1、做法2、★充分混合均勻即完成。

胡蘿蔔比意料中醣分含量高，所以加入白蒟蒻絲增加份量，來降低醣分比例。

高野豆腐烘蛋

蛋類配菜

雖然簡單但感覺像高級菜色！

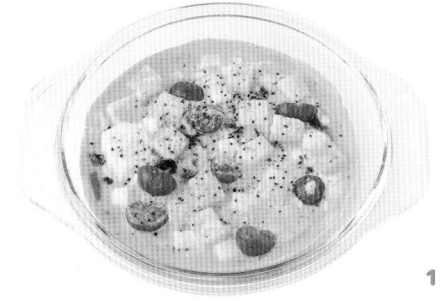

材料 （2人份）

蛋…3個
高野豆腐（乾燥凍豆腐）…1塊
菠菜…2顆（40g）
小番茄…4顆
起司片…15g

橄欖油…1大匙
鹽胡椒…少許
起司粉…1小匙
顆粒黑胡椒粉…少許

做法

1. 高野豆腐泡水還原，稍微擠乾水分，切成1cm立方的丁，菠菜汆燙一下切成3cm左右的段，小番茄對半切開，起司片切成5mm立方的丁，蛋打散。
2. 在平底鍋中放入油加熱，放入高野豆腐和菠菜翻炒。加入鹽胡椒調味均勻後，倒入蛋液，撒上起司、小番茄。
3. 轉至小火，等蛋周圍凝固後，撒上顆粒黑胡椒粉、起司粉即完成。

添加多種配料，讓飽足感更持久！切法改變，又是另外一種風貌。

起司粉煎
豬肉&番茄便當

以份量十足的低醣起司&厚切豬肉片
讓下午精力充沛！

裝滿即可

主 菜	起司粉煎豬肉&番茄
副菜1	紫蘇漬涼拌高麗菜
副菜2	檸檬風味炒豆苗培根
蛋	柴魚片溏心蛋
填空菜	紫蘇葉

早上製作！

炒青菜	美乃滋炒白菜金針菇

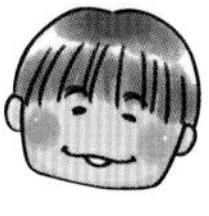

丈夫的感想

豬肉和番茄搭配起來真的好吃耶……，我一面發出讚嘆，一面大口大口地吃……。

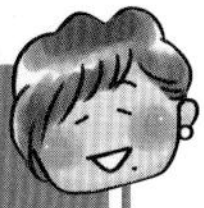

YUKIRICHI 這裡是重點

油脂含量低的肉類較有嚼勁，慢慢咀嚼的話，即可獲得飽足感。起司口味的主菜，搭配清爽系的副菜。取代分隔用葉蘭的紫蘇葉，和豬肉、蕃茄的味道都很搭，因此可變化風味，讓人吃不膩。

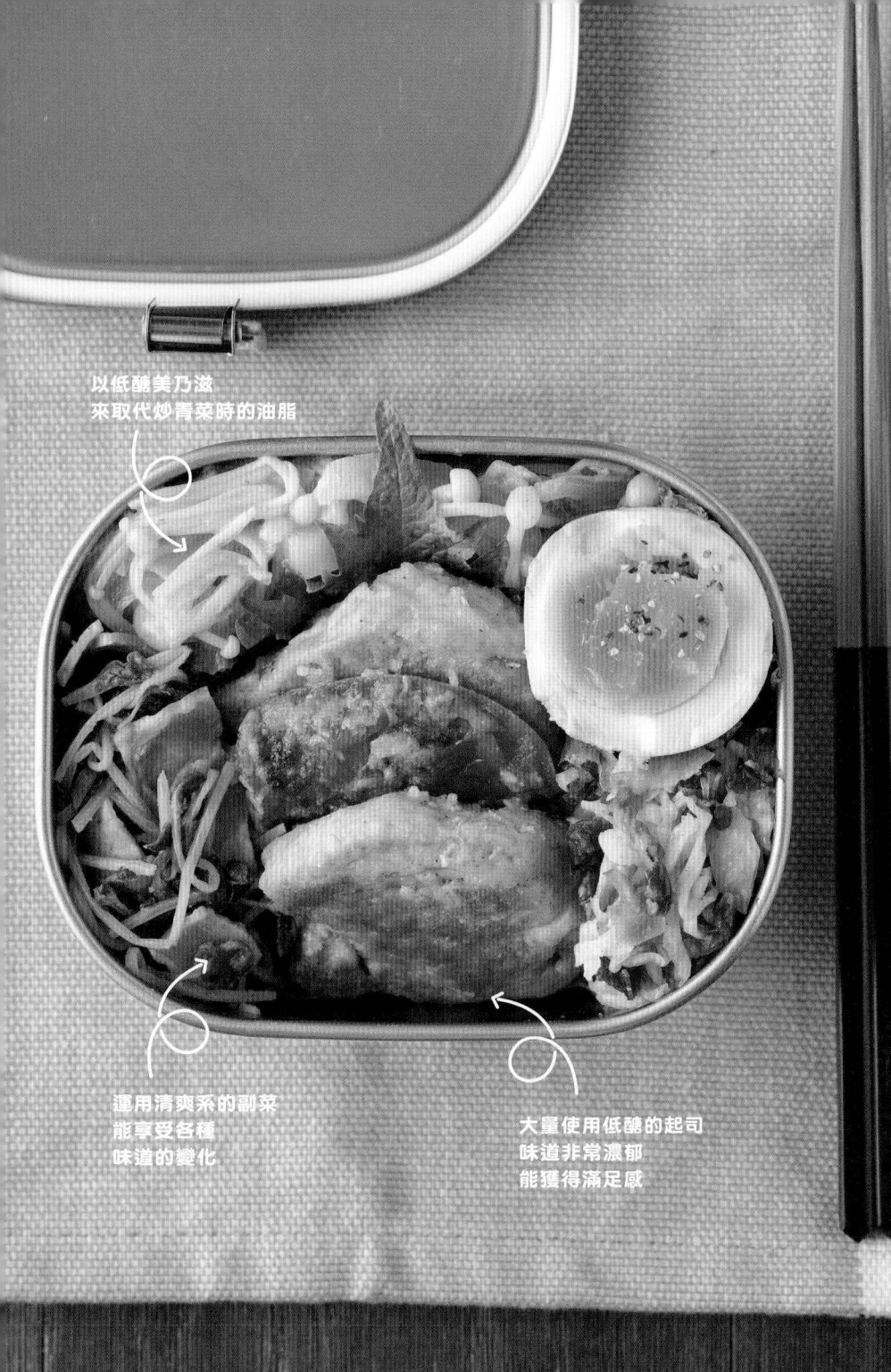

以低醣美乃滋
來取代炒青菜時的油脂

運用清爽系的副菜
能享受各種
味道的變化

大量使用低醣的起司
味道非常濃郁
能獲得滿足感

起司粉煎豬肉＆番茄

主菜

起司和豬肉都是低醣食材！

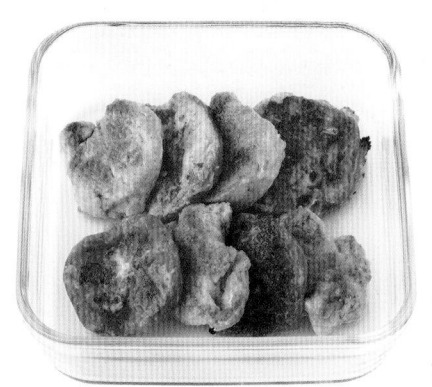

材料 （2人份）

豬肉塊（腿肉、里肌肉等）…400g
牛番茄…1個
鹽胡椒…少許
起司粉…5大匙
橄欖油…1小匙

做法

1　豬肉塊和牛番茄切成約1cm的厚片。均勻撒上鹽胡椒、起司粉。

2　平底鍋中放入橄欖油加熱，放入做法**1**兩面煎至上色完全熟透即完成。

可把豬肉敲打拍扁至和番茄直徑差不多的大小！

紫蘇漬涼拌高麗菜

副菜 1

口味非常清爽，所以可大量製作、大量吃！

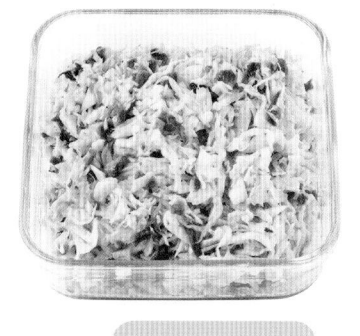

材料 （2人份）

高麗菜…500g
紫蘇漬…50g
鹽…1小匙
★沙拉油…2大匙
★醋…2大匙
★胡椒…少許

做法

1　高麗菜切絲，撒鹽稍微靜置，變軟後擠乾水分。紫蘇漬擦乾後，大略切成粗丁。

2　在料理盆中放入★混合均勻，加入做法**1**拌勻即完成。

紫蘇漬用蘿蔔乾等其他醃漬物來取代也OK！是一道清爽的小菜。

檸檬風味
炒豆苗培根 ··· 副菜 2

檸檬風味酸溜溜的好美味

培根採用無醣的產品就可以喔！

材料 （2人份）

豆苗…1袋
培根…30g
奶油…10g
鹽胡椒…少許
檸檬汁…1/2大匙

做法

1 豆苗切除根部，切成約5cm的段。培根切成
  2cm寬。
2 平底鍋中放入奶油融化，放入培根翻炒。培根
  出油後，加入豆苗一起炒，變軟後撒鹽胡椒，
  淋上一圈檸檬汁拌勻即完成。

美乃滋炒白菜金針菇 ···················· 炒青菜
金針菇的口感可增加飽足的感覺

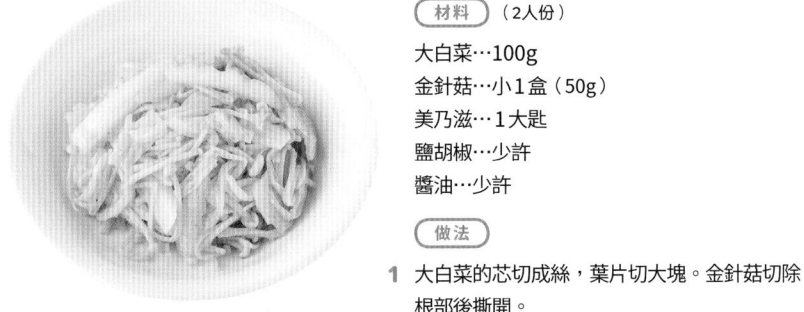

這是我家最具代表性填飽肚子的一道菜。金針菇是我先生最愛的食物。

材料 （2人份）

大白菜…100g
金針菇…小1盒（50g）
美乃滋…1大匙
鹽胡椒…少許
醬油…少許

做法

1 大白菜的芯切成絲，葉片切大塊。金針菇切除
  根部後撕開。
2 在平底鍋中放入美乃滋加熱，放入做法**1**翻
  炒。變軟後，加入鹽胡椒、醬油拌勻即完成。

營養最均衡！
梅子美乃滋雞肉便當

雞胸肉切成塊！
口感紮實，又有嚼勁！

主菜	梅子美乃滋雞肉	**裝滿即可**
副菜1	青花椰鮪魚美乃滋拌昆布	
副菜2	金平（甜鹹口味）黑木耳	
蛋	魩仔魚玉子燒	
填空菜	小番茄	

早上製作！

炒青菜	海苔醬油炒豆芽菜豆苗

丈夫的感想

梅子美乃滋雞肉這道菜非常建議各位一定要嚐試看看！一整條沒切開的玉子燒也非常GOOD！

YUKIRICHI 這裡是重點

本來口味清爽，刻意搭配美乃滋風味的梅子醬汁。一整條的玉子燒，看起來份量十足！丈夫不愛吃的深綠色蔬菜，拌入他喜愛的鮪魚。建議搭配「日式豆漿巧達湯（P112）」一起享用。

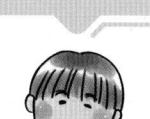

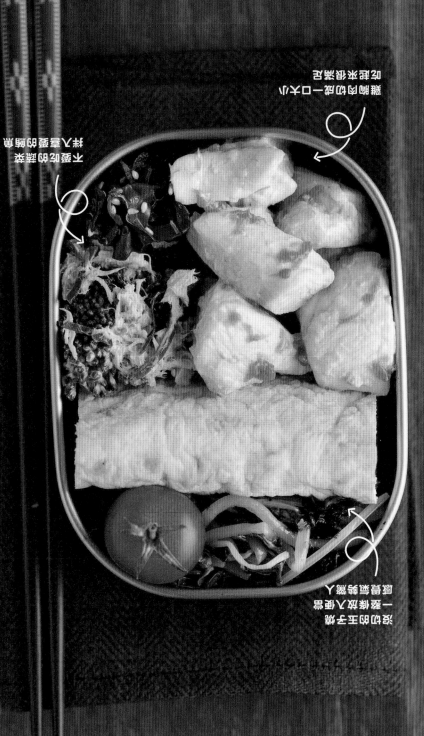

鯖肉的肉放一口大小，
吃起來很過癮

不愛吃的蔬菜，
拌入適量的醬菜

涼拌的玉子燒，
一樣帶放入便當，
配飯也很惬意

梅子美乃滋雞肉 ·················· 主菜

梅子的清爽搭配美乃滋的濃郁的複合菜餚

材料（2人份）

雞胸肉…1片　　　★醬油…1小匙
★鹹梅乾…1大顆　　★砂糖…1小匙
★美乃滋　　　　　★酒…1小匙
　…1又1/2大匙　　沙拉油…1小匙

做法

1. 鹹梅乾切碎。★混合均勻。
2. 雞肉以觀音開的刀法切開，讓肉的厚度一致，再切成一口大小。
3. 在平底鍋中放入沙拉油加熱，放入做法2翻炒，上色後，加入做法1拌勻即完成。

使用雞腿肉也OK！添加紅色的鹹梅乾，無論外觀和顏色都變得非常令人驚艷。

觀音開刀法：一塊圓塊狀的肉，從上方下刀之後，不要切斷，切到想要的厚度時停住，再分別向兩旁平行切開，讓兩邊的肉像櫃子的門一樣可以向兩邊攤開的切法。

青花椰鮪魚
美乃滋拌昆布 ·················· 副菜1

搭配青花椰、鮪魚都好吃的美乃滋，醣分含量很低！

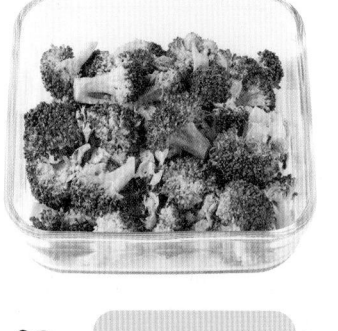

材料（2人份）

青花椰　　　　　★鹽昆布…5g
　…1顆（小）　　★水煮鮪魚罐頭…1罐
鹽…少許　　　　★美乃滋…2大匙
　　　　　　　　麻油…1小匙

做法

1. 青花椰切成小朵，放入熱鹽水中氽燙一下，瀝乾水分。
2. 鹽昆布切碎。鮪魚瀝乾湯汁。★混合均勻。
3. 把做法1做法2混合均勻，淋上麻油，快速拌勻即完成。

鹽昆布切碎，比較容易均勻入味喔！和鮪魚的味道非常搭配。

金平（甜鹹口味）黑木耳 副菜 2

咬起來脆脆的口感，可提升飽足感！

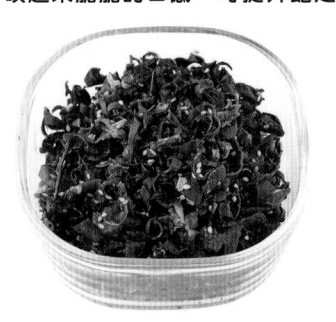

材料 （2人份）

乾燥黑木耳…20g
麻油…1大匙
★醬油…1大匙
★味醂…1/2大匙
熟白芝麻…1大匙
柴魚片…約5g

做法

> 富含膳食纖維的黑木耳泡水還原後炒一下，就是非常簡單的金平（甜鹹口味）黑木耳。

1 黑木耳泡水還原，瀝乾水分、切絲。
2 在平底鍋中放入麻油加熱，放入做法1翻炒，油脂分布均勻後，加入★充分攪拌均勻，最後撒上白芝麻和柴魚片即完成。

魩仔魚玉子燒 蛋類配菜

就算沒有甜味，也可做出非常美味的玉子燒

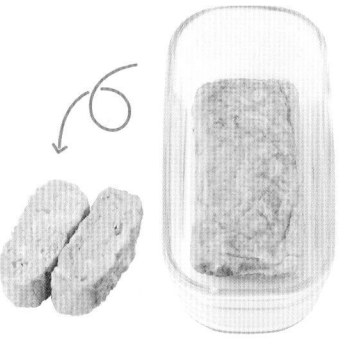

材料 （2人份）

蛋…2個
★魩仔魚…1大匙
★美乃滋…1大匙
沙拉油…1小匙

做法

> 魩仔魚很容易結塊，所以要一面攪拌一面倒入鍋中比較好喔！

1 蛋打散，加入★充分攪拌均勻。
2 在玉子燒平底鍋中放入沙拉油，以大火加熱，倒入1/3的做法1，用料理長筷把蛋翻捲到最裡面。在鍋子空出來的位置再倒入1/3的做法1，變成半熟狀態時，再往最裡面的方向捲。把蛋集中到最裡面，再以同樣的做法倒入剩下的蛋液繼續煎熟即完成。

用鯖魚罐頭簡單製作！
海苔鯖魚便當

超級簡單，只要1個步驟就好。
這道菜連「懶人派」都覺得非常幸福

裝滿即可

主菜	海苔鯖魚
副菜	蔥醬番茄
蛋	鹽昆布玉子燒

Part. 2

早上製作！

炒青菜	高麗菜蘿蔔嬰炒紅紫蘇粉

丈夫的感想
這是比平常更高等級的飽足極品便當。YUKIRICHI的便當，宛如現代的寶盒呀～

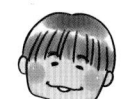

YUKIRICHI 這裡是重點

鯖魚罐頭的魚肉也可攪碎，但整塊直接吃，比較有嚼勁非常GOOD。烤過的美乃滋味道濃郁搭配辣辣的七味辣椒粉，令人驚艷！三角形的玉子燒搭配圓形的配菜，看起來很和諧。因為沒有肉類主菜，所以湯品會選擇肉類系列的「韓式泡菜豬肉湯（P115）」等。

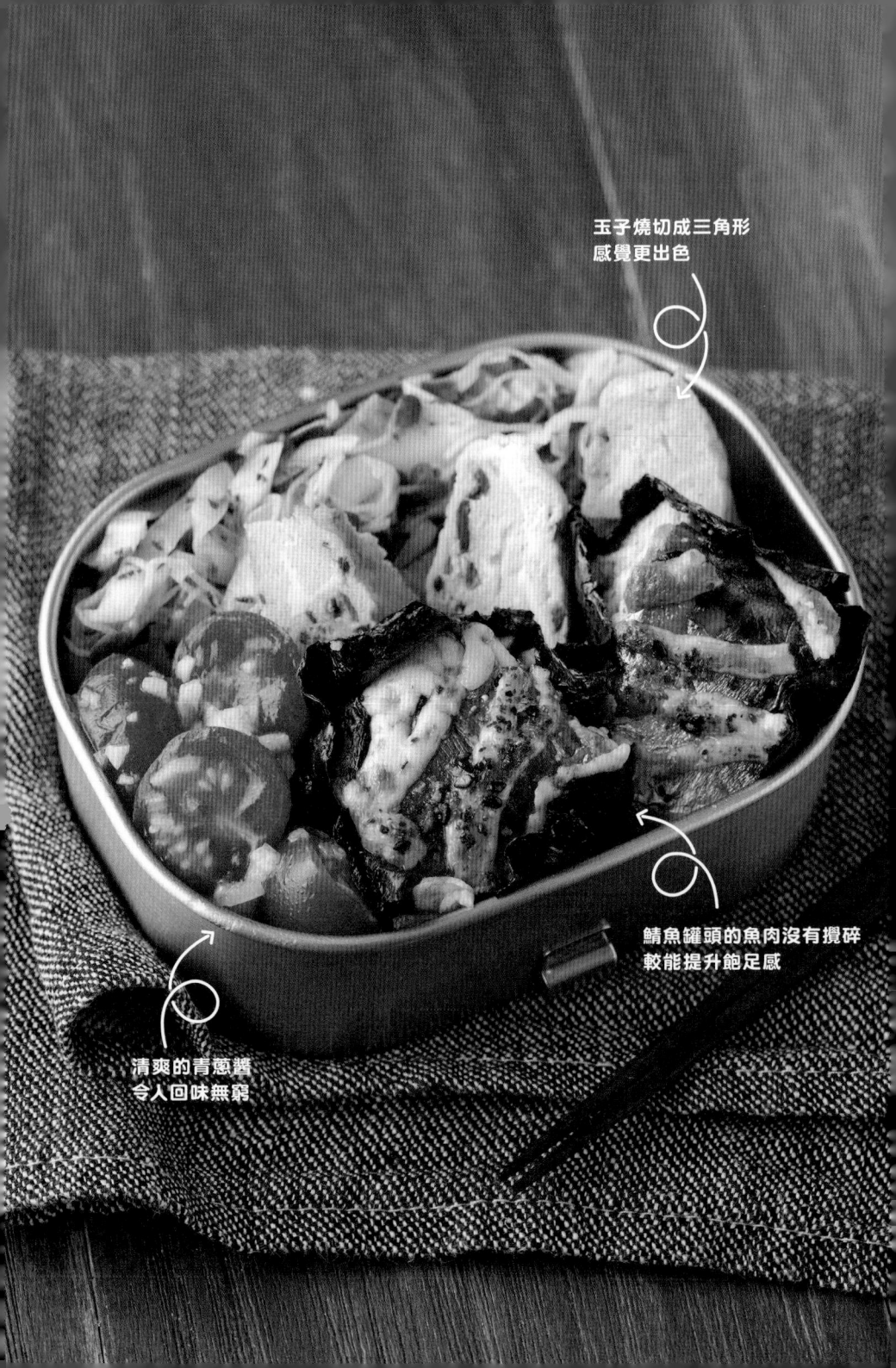

玉子燒切成三角形
感覺更出色

鯖魚罐頭的魚肉沒有攪碎
較能提升飽足感

清爽的青蔥醬
令人回味無窮

海苔鯖魚

主菜

這是為不擅長烹飪的人所設計的菜餚（笑）

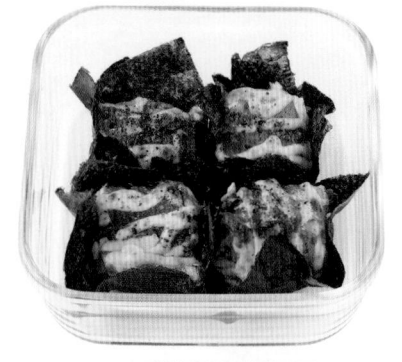

（材料）（2人份）

鯖魚罐頭…1罐
海苔片…1片
★美乃滋…喜愛的份量
★醬油…1/2小匙
★七味辣椒粉…少許

（做法）

1 海苔片切成4等份。
2 鯖魚擦乾湯汁，放入耐熱容器等，放上★，用小烤箱，烤約3分左右直到上色為止。
3 把做法2用海苔片包起來即完成。

萬一步驟搞錯先包了海苔，就不要放入烤箱烤了（笑），因為海苔會燒焦。

蔥醬番茄

副菜 1

只要拌入香氣清爽的拌醬就完成，是不用開火的簡單菜餚

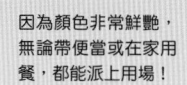

（材料）（2人份）

小番茄…15個
★大蔥…1/3根
★麻油…1大匙
★鹽…1/2小匙
★薑泥…少許
★蒜泥…少許

（做法）

1 蔥切成蔥花。★混合均勻。
2 小番茄對半切開，加入作法1拌勻即完成。

因為顏色非常鮮艷，無論帶便當或在家用餐，都能派上用場！

鹽昆布玉子燒

蛋類配菜

鹽昆布正是美味的關鍵！

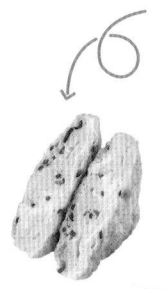

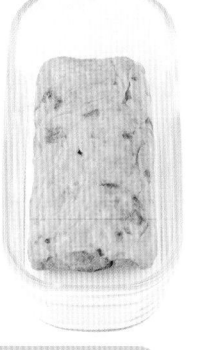

鮮甜味和鹹味非常均衡。最後用保鮮膜包起來整形，就看不出來煎失敗了喔。

材料（2人份）

蛋…2個
★鹽昆布…1大匙
★美乃滋…1大匙
沙拉油…1小匙

做法

1 鹽昆布切碎。蛋打散，加入★充分攪拌均勻。
2 在玉子燒平底鍋中放入沙拉油，以大火加熱，倒入1/3的做法1，用料理長筷把蛋翻捲到最裡面。在鍋子空出來的位置再倒入1/3的做法1，變成半熟狀態時，再往最裡面的方向捲。把蛋集中到最裡面，再以同樣的做法倒入剩下的蛋液繼續煎熟即完成。

高麗菜蘿蔔嬰炒紅紫蘇粉

炒青菜

隱約的紅紫蘇粉香氣，讓人有種吃白飯的感覺

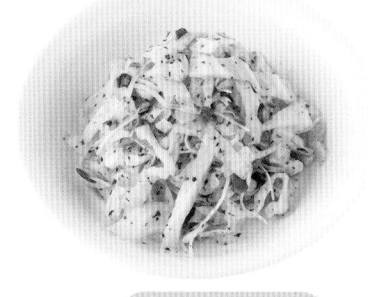

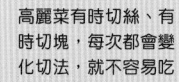

高麗菜有時切絲、有時切塊，每次都會變化切法，就不容易吃膩。

材料（2人份）

高麗菜…100g
蘿蔔嬰…1盒
沙拉油…1小匙
★紅紫蘇粉…1/2小匙
★鹽胡椒…少許

做法

1 高麗菜切粗絲，蘿蔔嬰切除根部。
2 在平底鍋中放入沙拉油加熱，放入高麗菜翻炒。油與菜拌均勻後，加入蘿蔔嬰快速翻炒一下，加入★拌勻即完成。

烤色令人食指大動！
芥末子烤雞柳便當

不以「拍照好看」為目的。
只要醣分低就好了（笑）。

		裝滿即可
主菜	芥末子烤雞柳	
副菜1	蘿蔔嬰玉米筍優格沙拉	
副菜2	薑炒番茄	
蛋	鳥巢蛋	

早上製作！

炒青菜	海苔醬油炒豆芽菜豆苗

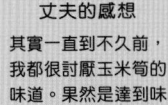

丈夫的感想

其實一直到不久前，我都很討厭玉米筍的味道。果然是達到味覺構造改革的效果。

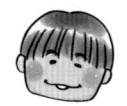

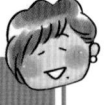

YUKIRICHI 這裡是重點

在取代白飯的炒青菜上面，放上大塊的主菜。鳥巢蛋不僅可愛，還能同時攝取蔬菜和蛋白質。「鮮菇酸辣湯（P113）」不僅能攝取膳食纖維，味道還非常搭配。

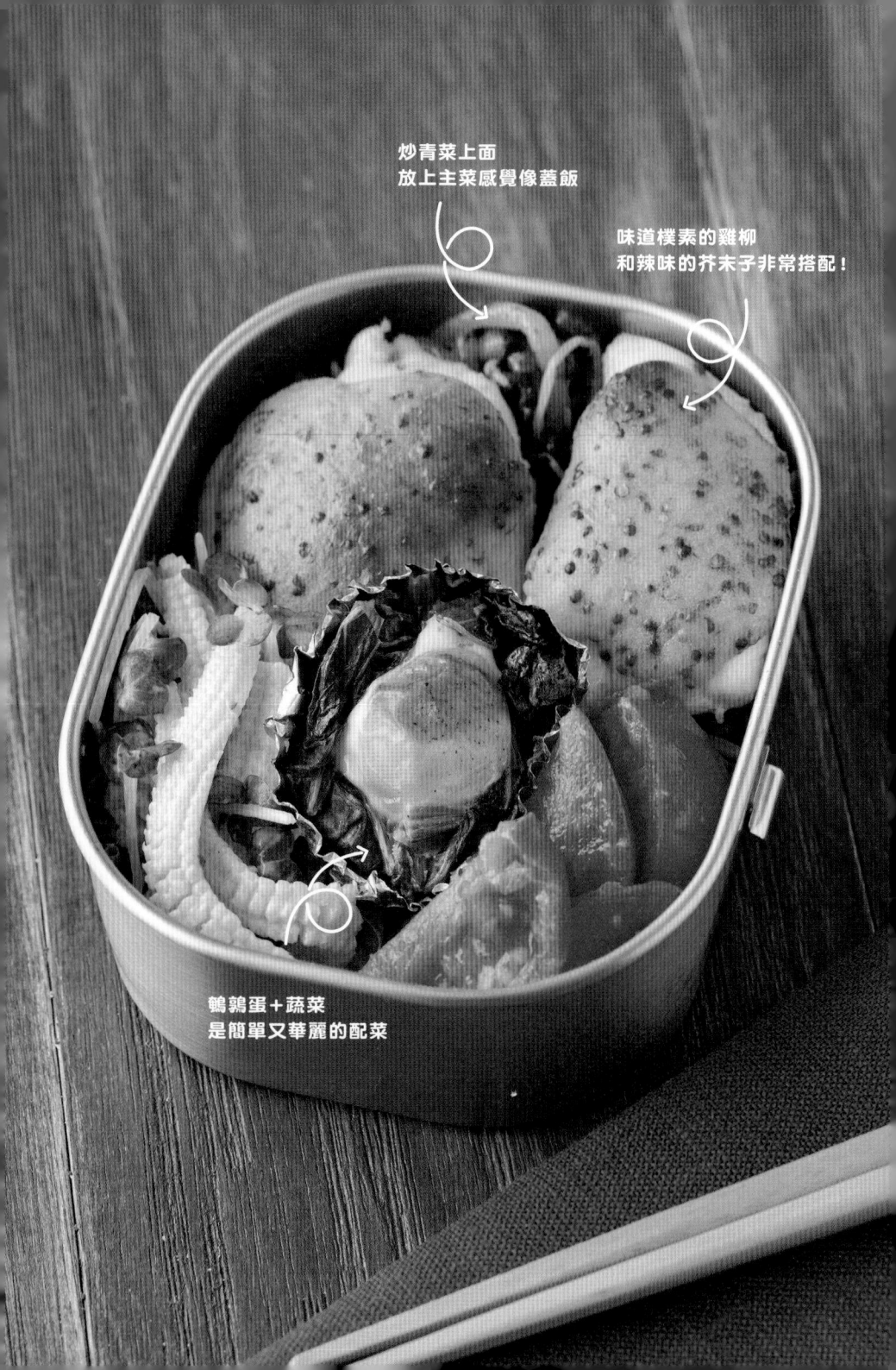

炒青菜上面
放上主菜感覺像蓋飯

味道樸素的雞柳
和辣味的芥末子非常搭配！

鵪鶉蛋＋蔬菜
是簡單又華麗的配菜

芥末子烤雞柳

凸顯鹽胡椒的味道是重點

材料（2人份）

雞柳…4條
鹽胡椒…1/2小匙
★顆粒芥末醬…2大匙
★蛋黃…2個分
★大豆粉…1大匙

做法

1 雞柳去筋，斜切成片狀，撒上鹽胡椒。
2 ★混合均勻，塗在做法**1**上。
3 用小烤箱烤8～10分，烤至上色、全熟即完成。

如果覺得準備蛋黃有點麻煩的話，雖然比較不到位，用美乃滋取代也OK。

Part.2

蘿蔔嬰
玉米筍優格沙拉

副菜1

玉米筍和玉米不同，醣分含量很低！

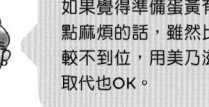

材料（2人份）

蘿蔔嬰…2盒
玉米筍…10根
★原味優格…1大匙
★美乃滋…1大匙
顆粒黑胡椒粉…少許

做法

1 蘿蔔嬰切除根部。玉米筍縱向切成4等分。
2 把做法**1**和★混合均勻，撒上顆粒黑胡椒粉即完成。

因為都是可生吃的蔬菜，氽燙只要很短時間即可。

薑炒番茄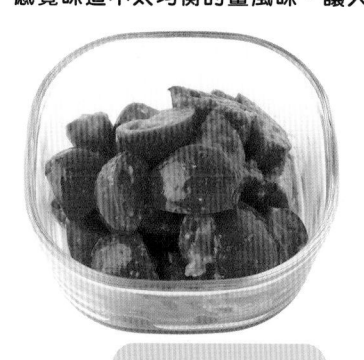

副菜 2

感覺味道不太均衡的薑風味，讓人欲罷不能

材料 （2人份）

Midi番茄…6個（或牛番茄2個）
麻油…1小匙
薑泥…1小匙
鹽胡椒…少許

做法

1 番茄切成一口大小。
2 平底鍋中放入麻油和薑，以稍大的中火加熱，香味出來後放入番茄翻炒，變軟後以鹽胡椒調味即完成。

建議使用皮較厚、形狀不容易散開的Midi蕃茄（天使串番茄）！一般的番茄當然也OK！

鳥巢蛋

蛋類配菜

鵪鶉蛋的可愛配菜。簡單又營養的配菜

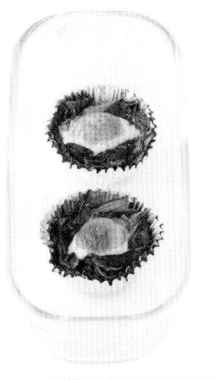

材料 （2人份）

小松菜…2顆
鵪鶉蛋…2個
醬油…1/2小匙
鹽胡椒…少許

做法

1 小松菜切成3cm的段，放入耐熱容器，鬆鬆地包上保鮮膜，用微波爐加熱2分左右，充分瀝乾水分。加入醬油快速拌勻，放入鋁箔杯內。
2 在正中央打入鵪鶉蛋，撒上鹽胡椒，放入小烤箱烤5～6分即完成。

建議使用有點厚度的鋁箔杯。沒有的話，可用薄的疊2層。

看起來像女孩便當!?
青蔥起司油豆腐便當

主菜是大塊的油豆腐,確實非常低醣!
就算涼了也很美味!

裝滿即可

Part. 2

主菜	青蔥起司油豆腐
副菜1	毛豆拌味噌起司
副菜2	金平(甜鹹口味)彩椒

早上製作!

炒青菜	咖哩口味炒洋蔥青蔥
填空菜	蘆筍培根卷

丈夫的感想
今天的便當好整齊,
2根蘆筍培根卷好像
雙胞胎,很可愛呢!

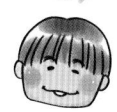

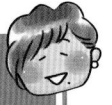

YUKIRICHI 這裡是重點

油豆腐和蘆筍培根卷可一起煎,一氣呵成。這是早上也來得及製作的簡單菜餚。油豆腐只要更換配料,就能有各種變化,讓人吃不膩。這是罕見的沒有放入蛋類配菜的便當,因此會搭配蛋類湯品或「豆渣蒸麵包(P117)」等,可確實提高飽足感!

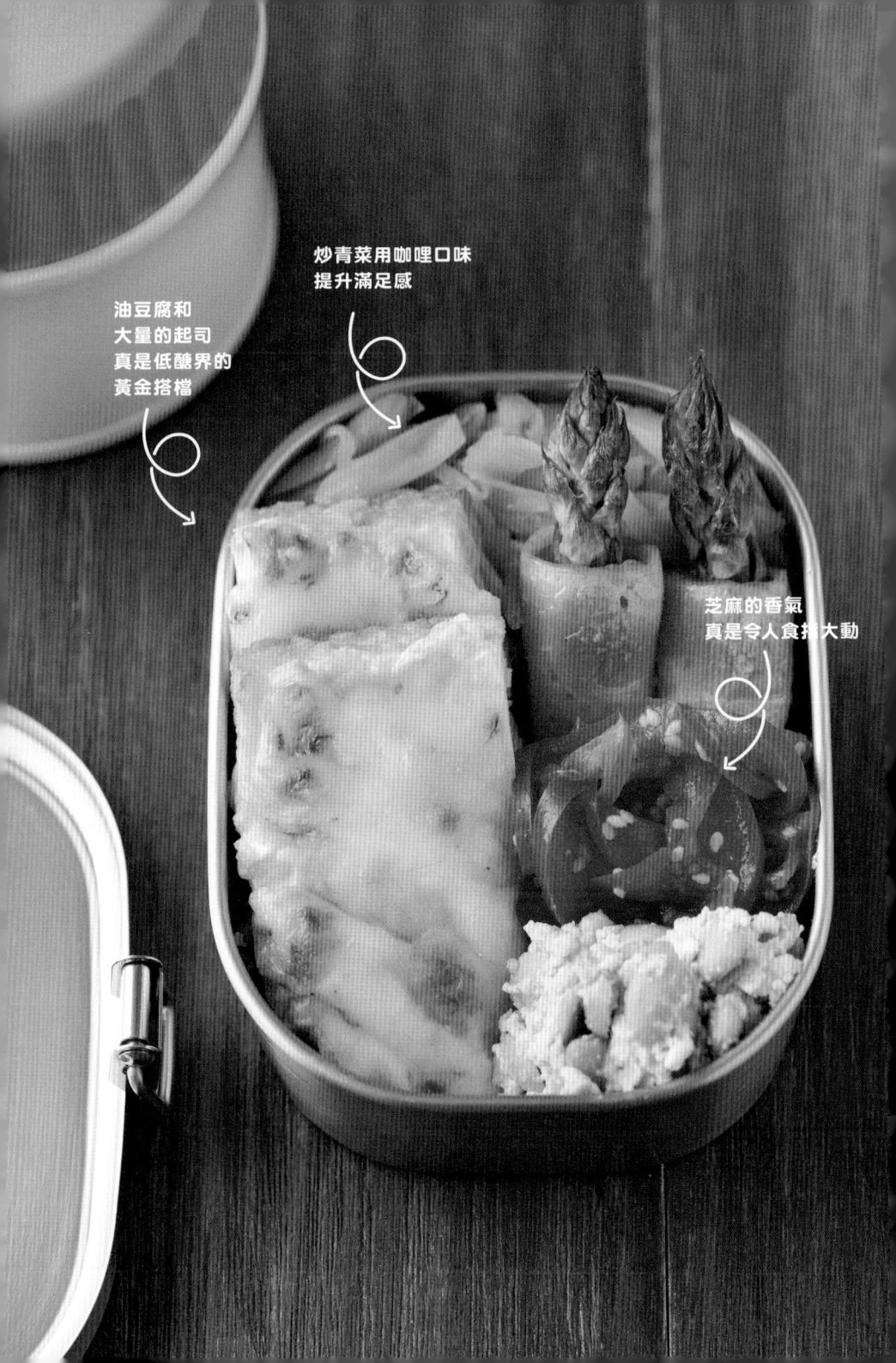

炒青菜用咖哩口味
提升滿足感

油豆腐和
大量的起司
真是低醣界的
黃金搭檔

芝麻的香氣
真是令人食指大動

青蔥起司油豆腐 ·· 主菜

油豆腐是低醣的優質食材！

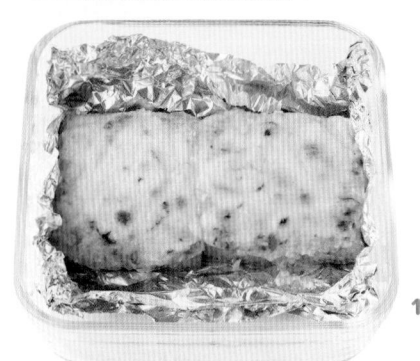

材料 （2人份）

油豆腐…1片
★大蔥…30g
★美乃滋…1大匙
★味噌…1/2大匙
披薩用起司絲…喜愛的份量（約30g）

做法

1 油豆腐用廚房紙巾包起來擦去油分，橫切成2半等，切成自己喜愛的厚度。蔥切成較粗的蔥花。
2 ★混合均勻，塗在油豆腐的白色部分上，撒上披薩用起司絲。
3 用小烤箱烤5分至上色即完成。

蔥切成較粗的蔥花，保留口感是重點。

毛豆拌味噌起司 ·· 副菜 1

只要把材料混合均勻即可。早上製作也非常簡單的菜餚

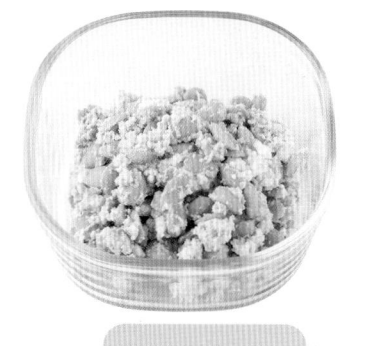

材料 （2人份）

冷凍毛豆…70g
★茅屋起司（Cottage cheese）…50g
★味噌…1小匙

做法

1 把毛豆解凍。
2 ★混合均勻，加入做法1快速拌勻即完成。

味噌和起司都是發酵食材，搭配豆類真是百利無害。清爽的茅屋起司非常GOOD！

金平（甜鹹口味）彩椒 ·················· 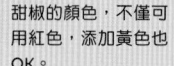 副菜 2

無論便當或在家餐食都能派上用場的彩色菜餚

材料 （2人份）

甜椒…1個
麻油…1小匙
醬油…1小匙
味醂…1小匙
熟白芝麻…1小匙

做法

1 甜椒切絲。
2 在平底鍋中放入麻油加熱，放入做法 **1** 翻炒。以醬油、味醂調味，最後撒上熟白芝麻即完成。

甜椒的顏色，不僅可用紅色，添加黃色也OK。

咖哩口味
炒洋蔥青蔥 ·················· 炒青菜

添加2種蔥可增加膳食纖維的攝取

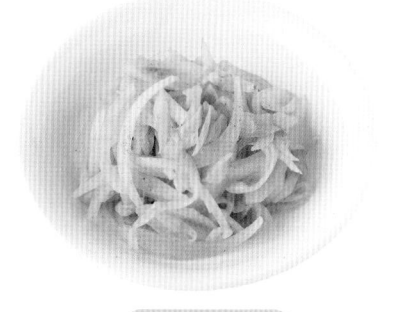

材料 （2人份）

洋蔥… 1/2個（100g）
大蔥…1/2根（50g）
橄欖油…1小匙
鹽胡椒…少許
咖哩粉…1/2小匙

做法

1 洋蔥切絲，大蔥斜切成薄片。
2 平底鍋中放入橄欖油加熱，放入做法 **1** 翻炒。變軟後，加入鹽胡椒、咖哩粉拌勻即完成。

以隱約的咖哩粉香氣，來提升蔥的味道。

放入便當就是一道菜

填補便當空位的食物

便當先放入炒青菜→主菜→蛋類副菜後，
如果還有空位，或顏色不夠時，即可派上用場的菜餚。

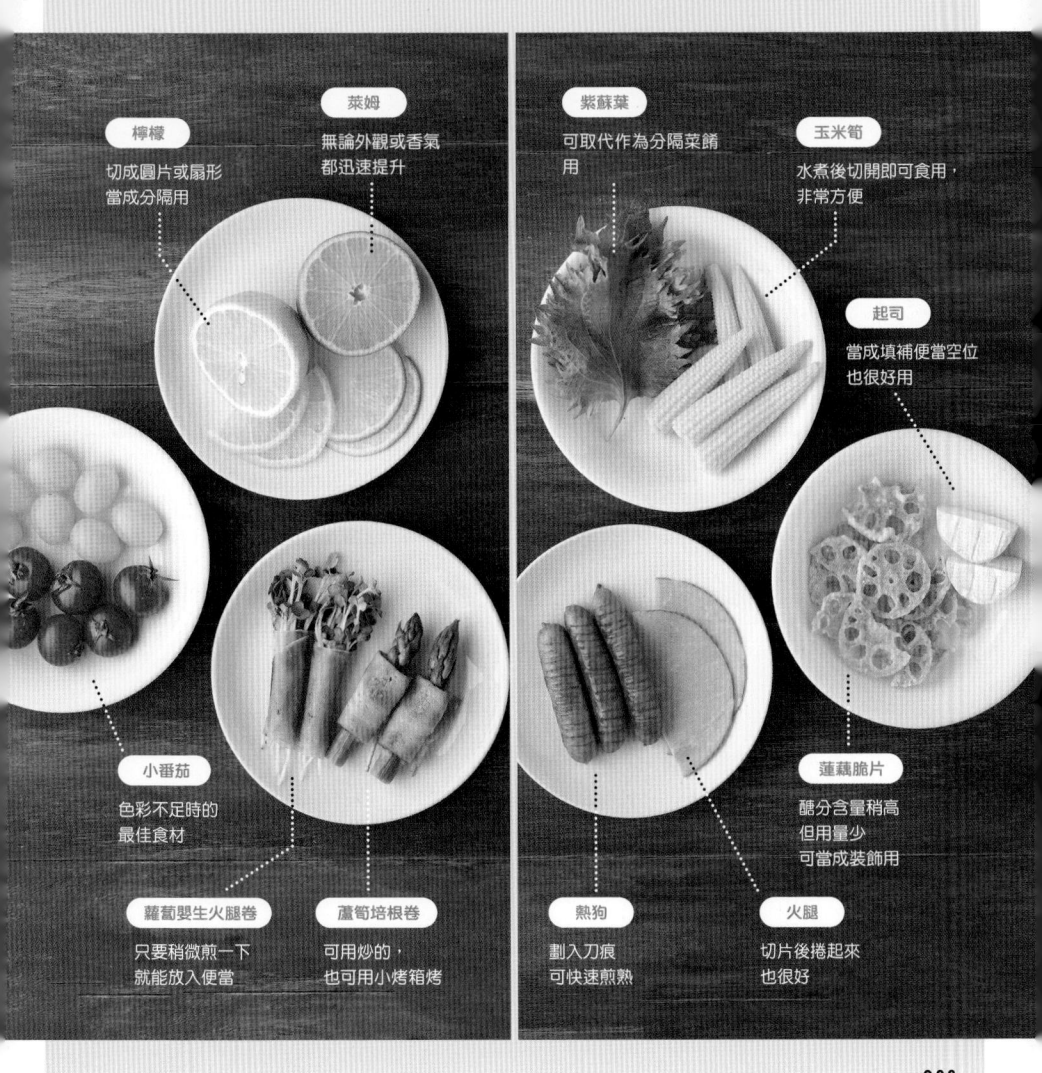

檸檬
切成圓片或扇形
當成分隔用

萊姆
無論外觀或香氣
都迅速提升

紫蘇葉
可取代作為分隔菜餚
用

玉米筍
水煮後切開即可食用，
非常方便

起司
當成填補便當空位
也很好用

小番茄
色彩不足時的
最佳食材

蘿蔔嬰生火腿卷
只要稍微煎一下
就能放入便當

蘆筍培根卷
可用炒的，
也可用小烤箱烤

熱狗
劃入刀痕
可快速煎熟

火腿
切片後捲起來
也很好

蓮藕脆片
醣分含量稍高
但用量少
可當成裝飾用

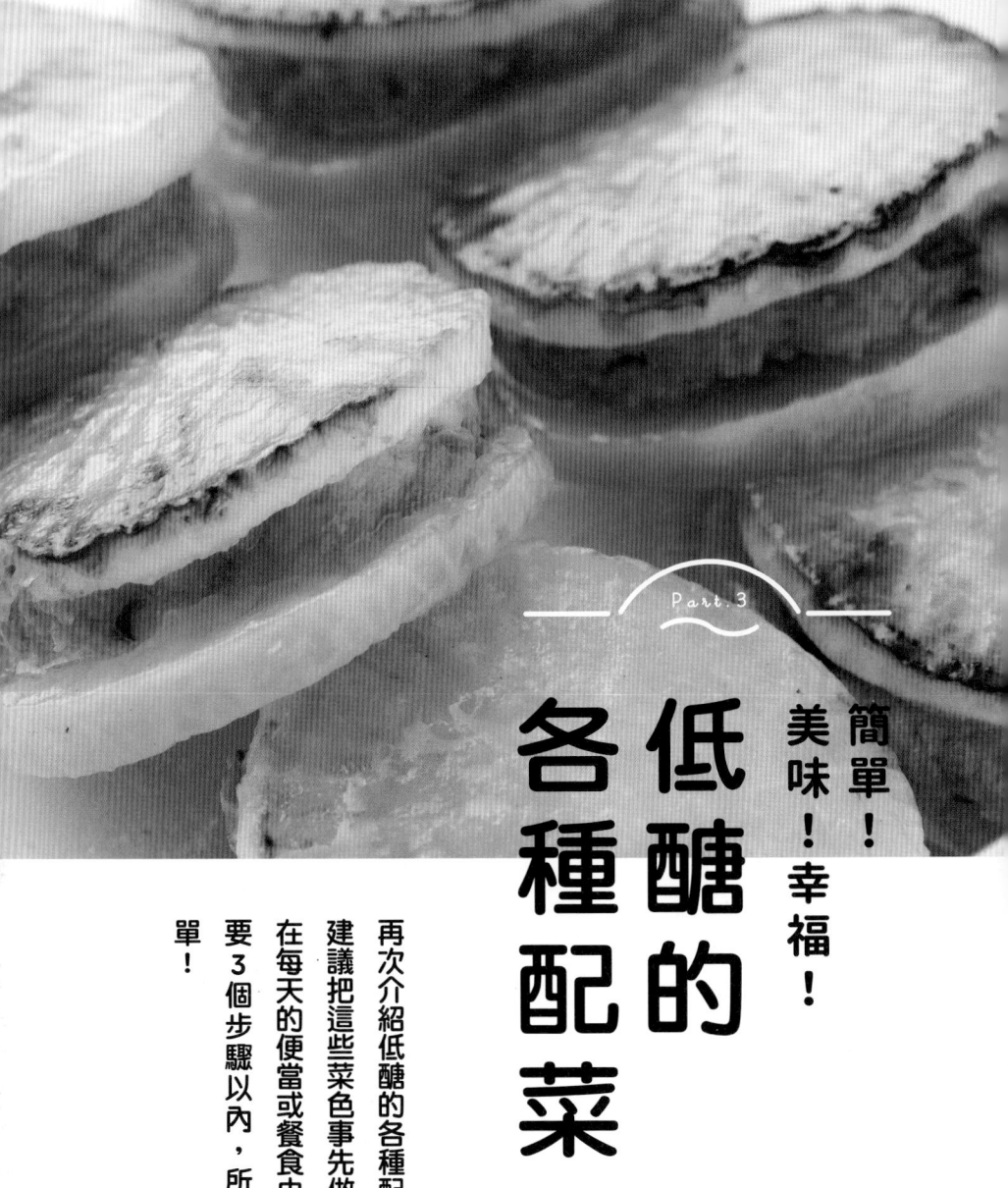

低醣的各種配菜

簡單！美味！幸福！

再次介紹低醣的各種配菜，強力建議把這些菜色事先做好，運用在每天的便當或餐食中，全都只要3個步驟以內，所以非常簡單！

丈夫也吃得很飽足的

肉、魚類的主菜

肉、魚類的主菜因為無醣，所以可大量放入便當，
可充分使用油脂、以濃郁的口味來調味，
下工夫讓人更有飽足感。在此介紹我家推薦的菜色。

夾心烤白蘿蔔 ⋯⋯⋯⋯ 豬牛混合絞肉 煎烤

刻意煎成金黃色，讓人垂涎三尺

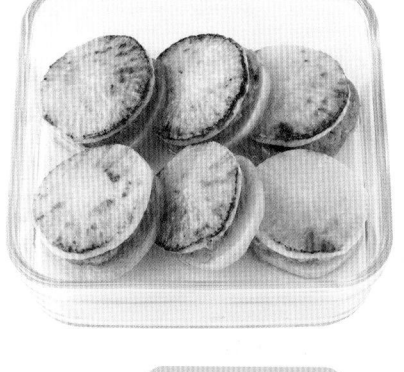

材料 （2人份）

豬牛混合絞肉
⋯150g
蔥⋯2根
白蘿蔔⋯300g
★味噌⋯1大匙
★酒⋯1大匙
太白粉⋯適量
沙拉油⋯1小匙
酒⋯1大匙

做法

1 ★混合均勻。蔥切成蔥花，放入調理盆中，
加入絞肉、★充分攪拌均勻。

2 白蘿蔔切成5㎜厚的圓片（切成約12
片），擦乾水分後，在內側撒上薄薄一層太
白粉，把做法1分成6等份，各用2片白蘿
蔔把絞肉夾起來。

3 在平底鍋中放入沙拉油加熱，排入做法2，
煎到上色後，翻面繼續煎。淋上酒，加蓋煎
5分左右至熟透即完成。

白蘿蔔用切片器來切
的話，厚度就一樣，
熟的速度也會一致。

鬆軟炸雞絞肉 ·····················　雞絞肉　酥炸

養生的豆腐和雞絞肉一起炸，可提升份量

材料 （2人份）

雞絞肉…150g	★醬油…1小匙
板豆腐…300g	☆太白粉…少許
冷凍毛豆…70g	☆胡椒…少許
★鹽…少許	油炸用油…適量

做法

1　用2張廚房紙巾包起豆腐，放入耐熱容器內，用微波爐加熱2分左右瀝乾水分。絞肉放入★充分攪拌均勻。毛豆解凍。

2　在調理盆中放入做法 **1**、☆充分攪拌均勻，分成一口大小搓圓。

3　把做法 **2** 用180℃的油炸至稍微上色即完成。

> 炸過頭會變硬，需特別注意！除毛豆外，羊棲菜（ひじき）或豌豆仁都OK。

微波叉燒雞 ·····················　雞腿肉　微波

簡單！用微波爐即可做出♡的叉燒肉

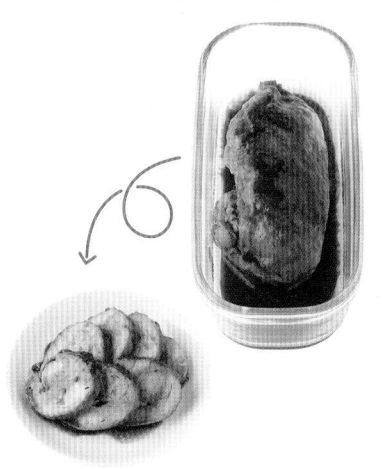

材料 （2人份）

雞腿肉…1片（300g）	★蜂蜜…1/2大匙
鹽…少許	★薑泥…1小匙
★酒…2大匙	大蔥的蔥綠…10cm
★醬油…1大匙	
★醬汁…1大匙	

做法

1　用叉子把雞肉表皮戳一戳，兩面都撒鹽。雞皮朝外側捲起，捲好後，用4根牙籤像縫衣服那樣固定住接縫處。

2　★放入夾鏈袋等揉捏均勻後，加入做法 **1**，讓★均勻分布在雞肉後，排出空氣，靜置30分以上。

3　把做法 **2** 放入耐熱容器後，放上蔥，鬆鬆地包上保鮮膜，用微波爐加熱8分。靜置至完全冷卻即完成。

> 有時會破皮，不需介意。切開後，完全看不出來（笑）。

香蒜番茄雞

雞腿肉 炒

隱約的蒜香，令人食指大動

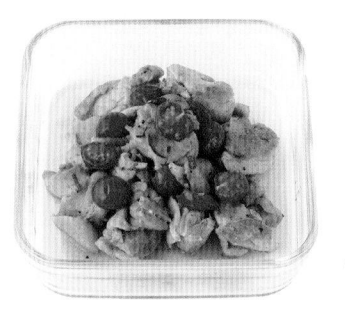

材料 （2人份）

雞腿肉…1片　　　　　蒜泥…少許
小番茄…5個　　　　　辣椒丁…1小撮
鹽胡椒…少許　　　　　顆粒黑胡椒粉…少許
橄欖油…1小匙

做法

1　雞肉切成一口大小，撒上鹽胡椒揉捏一下。蕃茄對半切開。
2　平底鍋中放入橄欖油、蒜頭，以小火加熱，香味出來後，放入雞肉，轉至中火繼續翻炒。
3　肉變色後，加入辣椒，雞肉上色後，撒上黑胡椒粉，最後加入小番茄快速拌炒即完成。

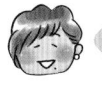

使用雞胸肉也OK！小番茄煮熟一點，壓碎也非常好吃。

厚切豬肉片
炒韓式辣醬

豬梅花肉 炒

男生絕對會喜愛！
飽足感十足的菜色

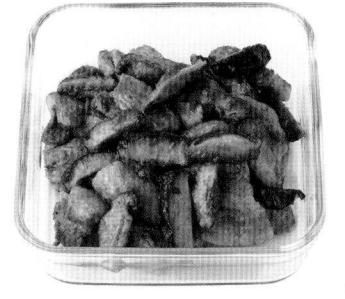

材料 （2人份）

豬梅花肉…400g　　　☆薑泥…1/2大匙
生香菇…5～6朵　　　☆酒…1/2大匙
★酒…1小匙　　　　　☆砂糖…1/2小匙
★醬油…1小匙　　　　沙拉油…1小匙
☆韓式辣椒醬　　　　麻油…1小匙
　…1又1/2大匙　　　熟白芝麻…喜愛的份量
☆白芝麻粉…1/2大匙

做法

1　豬肉切成2cm厚，加入★揉捏一下。生香菇切除蒂頭，切成1cm寬。☆混合均勻。
2　在平底鍋中放入沙拉油加熱，放入豬肉煎熟。煎到上色後，翻面再煎。
3　加入香菇一起翻炒，加入☆拌炒均勻。變軟後，淋上麻油，撒上芝麻即完成。

僅可能選擇油脂含量較低的梅花肉，是我的愛心（笑）。其實肥肉比較好吃呢！

Part.3

口味清爽的藍莓豬肉 .... 豬肉 煎烤

BB不是指BBQ（烤肉）而是指藍莓！

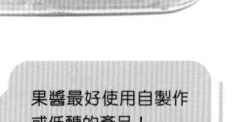

材料 （2人份）

豬里肌薄片…400g
鹽胡椒…少許
★藍莓果醬（下列專欄）…1大匙
★酒…2大匙
★醬油…2大匙

做法

1 在塑膠袋內放入★，揉捏至均勻。
2 豬肉切成切成自己喜愛的大小，撒上少許鹽胡椒。放入做法1的袋子內，充分揉捏均勻。
3 平底鍋加熱後，把做法2連同湯汁一起放入鍋中，煎到肉變熟即完成。

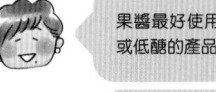
果醬最好使用自製作或低醣的產品！

\\ 搭配任何肉類都適合！ //

藍莓果醬簡單自製法

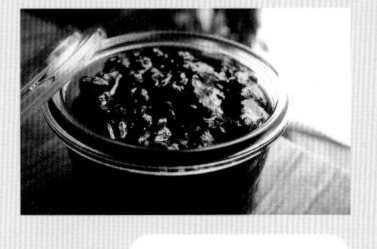

材料

藍莓（冷凍亦可）…1kg
羅漢果糖（ラカントS液體或白砂糖）
　…400～500g

做法

1 藍莓充分洗淨，瀝乾水分。
2 在鍋中放入藍莓和羅漢果糖（不放水），用木鏟持續攪拌不要讓藍莓燒焦，等水分煮出來沸騰後轉至小火。
3 持續攪拌均勻，煮至收汁變成糊狀後即完成。（趁熱裝入消毒過的容器內保存）。

請記住糖的份量約是藍莓的40～50％。使用冷凍藍莓時，把材料放入鍋中後，稍微靜置一下，解凍後再開火加熱。使用草莓或其他莓類也可以。

七味粉味噌照燒豬肉片 ················· 豬肉 煎烤

七味粉份量充足，是成人喜愛的口味♡

材料 （2人份）

豬里肌
（豬排用）…2片
鹽胡椒…少許
★味噌…1/2大匙

★味醂…1大匙
沙拉油…1小匙
酒…1/2大匙
七味辣椒粉…喜愛的份量

做法

1 豬肉去筋，撒上鹽胡椒。★混合均勻。

2 在平底鍋中放入沙拉油加熱，豬肉下鍋煎。上色後翻面，另一面也上色後，加酒後加蓋，煎2分左右至全熟。

3 加入★拌炒均勻，最後撒上七味粉即完成。

味噌很容易燒焦，請一面注意，一面煎成照燒的顏色，這是好吃的秘訣！

偽中卷鑲飯 ···················· 中卷 燉煮

咦!?限制醣分攝取期間也能吃中卷鑲飯？

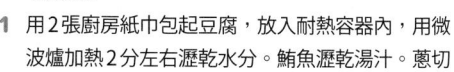
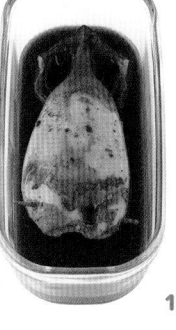
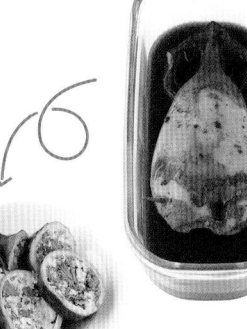
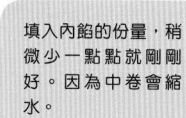

材料 （2人份）

中卷（只取身體）…1隻
板豆腐…100g
水煮鮪魚罐…1罐
蔥…1根
★高湯
　…1又1/2杯

★醬油
　…1又1/2大匙
★酒…1/2大匙
★味醂…1/2大匙

做法

1 用2張廚房紙巾包起豆腐，放入耐熱容器內，用微波爐加熱2分左右瀝乾水分。鮪魚瀝乾湯汁。蔥切成蔥花。

2 在料理盆中放入做法1混合均勻，塞入中卷內，用牙籤固定封住開口。

3 在小鍋中放入★加熱，煮滾後加入做法2，加蓋煮20分左右至湯汁變少即完成，直接放至冷卻。

填入內餡的份量，稍微少一點點就剛剛好。因為中卷會縮水。

梅子口味煎鮭魚 ················· (鮭魚) (煎)

梅子的酸味，會令人上癮，煎好淋上醬汁即完成

(材料) （2人份）

鮭魚切片…2片　　　★醬油…1小匙
★鹹梅乾…1個　　　沙拉油…1小匙
★酒…1大匙
★味醂…1大匙

(做法)

1　鮭魚擦乾水分，切成3等份。
2　鹹梅乾去籽，用菜刀剁碎。★混合均勻。
3　在平底鍋中放入沙拉油加熱，放入做法1煎，上色
　後加入★把醬汁裹上去、煎熟即完成。

青鮒咖哩麥年魚排（Meunière）········· (青鮒) (煎)

以醬油和味醂為隱藏味道的日式麥年魚排

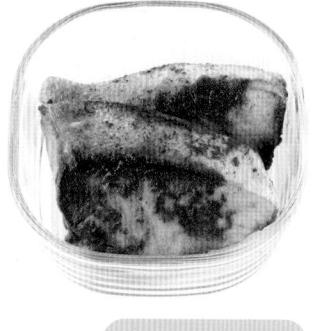

(材料) （2人份）

青鮒片…2片　　　☆鹽…少許
★醬油…1小匙　　　沙拉油…1小匙
★味醂…1小匙　　　奶油…10g
☆大豆粉…2大匙
☆咖哩粉…1/2小匙

(做法)

1　青鮒擦乾水分後，塗上★靜置5分左右讓它入味。
2　☆混合均勻，撒在做法1上。
3　在平底鍋中放入沙拉油和奶油加熱，放入做法2
　煎，兩面都上色後，加蓋煮1分左右至熟透即完
　成。

平底鍋烤牛肉 ·· 牛肉 煎烤

如此簡單的話，每天都能輕鬆製作！

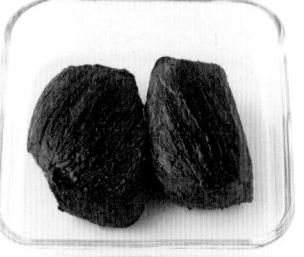
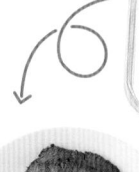

材料 （2人份）

牛肉塊…500g
★鹽…1小匙
★顆粒黑胡椒粉…喜愛的份量
橄欖油…適量

做法

1 牛肉靜置在常溫中10分左右，抹上★充分揉捏一下。

2 平底鍋中放入橄欖油，以稍小的中火加熱，放入做法1，煎3～5分直到每一面都上色。

3 取出牛肉，趁熱包上兩層鋁箔紙，再包一層廚房紙巾等，靜置30分左右即完成。

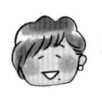

確實把調味料塗抹入味是重點！就算沒有醬汁，也可直接享用！可依個人喜好淋上自製柚子醋（P120）＋白蘿蔔泥也很美味♡呢！

味噌奶油油豆腐 ·· 油豆腐 小烤箱

用竹籤把油豆腐串起，塗上醬汁去烤即可。非常簡單的菜餚

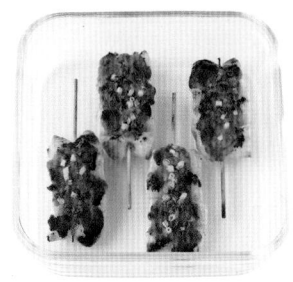

材料 （2人份）

油豆腐…2片　　★味噌…1小匙
蔥…1根　　　　★奶油(常溫)…1小匙(4g)

做法

1 油豆腐用廚房紙巾包起壓出多餘油脂，縱切成2～3等分，用竹籤把油豆腐串起像波浪狀（如要裝入便當建議使用短竹籤）。

2 蔥切成蔥花，取出一點最後才撒的部分，剩餘的蔥和★混合均勻，塗抹到油豆腐上。

3 用小烤箱烤2～3分，烤至上色，撒上蔥花即完成。

外觀看起來也很讚！因為味噌很容易燒焦，烘烤時請在一旁顧爐。

不愛吃青菜的人
也會大口吃的

副菜

蔬菜類的菜餚，我會把焦點放在配色上，
儘可能思考色彩繽紛的菜色。
以下是依照菜餚顏色的順序
來介紹我家的各種推薦食譜。

蘆筍杏鮑菇
烤芥末子美乃滋
（綠色配菜）（小烤箱）

裹上足量烤過的美乃滋，所以很美味

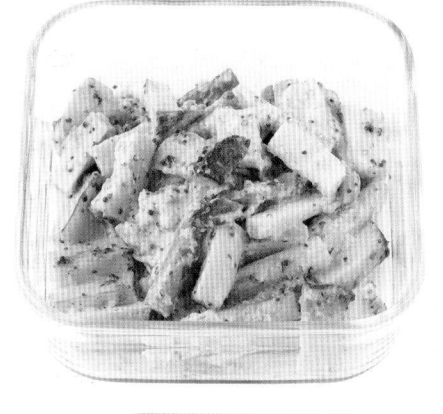

（材料）（2人份）

蘆筍…4～5根
杏鮑菇…2朵
★美乃滋…3大匙
★顆粒芥末醬…2小匙
★鹽胡椒…少許

（做法）

1 蘆筍削去硬皮，切成長度的3～4等份
（太粗的話，可縱向對半切開）。杏鮑菇
切成容易食用的大小。

2 在耐熱容器中放入★混合均勻，加入做
法1拌勻後，用小烤箱烤5分左右即完
成。

放冷也很好吃。使用杏鮑菇
以外的菇類也OK！

胡蘿蔔高麗菜拌鹽昆布

綠色配菜　微波

不需汆燙，用微波爐加熱拌勻即可

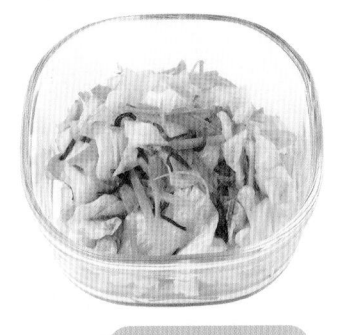

材料 （2人份）

胡蘿蔔…30g　　　　醬油…1小匙
高麗菜…150g　　　麻油…1小匙
鹽昆布…2g

做法

1 胡蘿蔔切絲，高麗菜切成容易食用的大小。鹽昆布剁碎。

2 在耐熱容器內放入胡蘿蔔、高麗菜拌勻，鬆鬆地包上保鮮膜，用微波爐加熱3分左右，充分瀝乾水分。

3 依序加入鹽昆布→醬油→麻油，持續拌勻即完成。

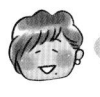

幾乎沒有需要提醒的重點，這麼輕易就能完成，簡單又美味非常重要。

小松菜豆芽菜拌芝麻味噌

綠色配菜　微波

沒有菜腥味的小松菜和豆芽菜，用芝麻味噌來提味

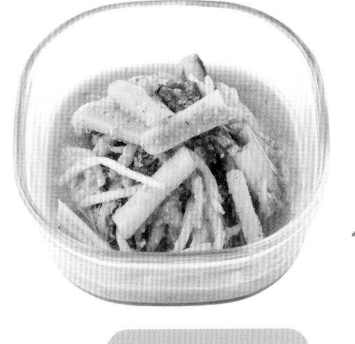

材料 （2人份）

小松菜…1/2袋（100g）　　★白芝麻粉…2大匙
豆芽菜…1/2袋（100g）　　★砂糖…1小匙
味醂…1大匙　　　　　　　★醬油…少許
★味噌…1大匙

做法

1 小松菜切除根部，切成豆芽菜左右的長度。和豆芽菜一起放入耐熱盆內，鬆鬆地包上保鮮膜，用微波爐加熱2分左右。放入篩網稍微冷卻後，充分瀝乾水分。

2 在另外一個料理盆中放入味醂，不包保鮮膜，用微波爐加熱30秒。加入★攪拌均勻，也加入做法1拌勻即完成。

用微波爐加熱的簡單菜餚。如果能摘去豆芽菜的根，會更加美味。

辣炒鹽漬烏賊
青江菜黑木耳 ························· 綠色配菜 炒

青江菜和黑木耳有層次的口感，非常好吃

材料 （2人份）

青江菜…150g　　　　鹽漬烏賊…1大匙
乾燥黑木耳…3g　　　鹽胡椒…少許
沙拉油…1小匙

做法

1 黑木耳泡水還原，切成一口大小。青江菜把菜葉和莖部分開，菜葉切大段，莖部切小段。

2 在平底鍋中放入沙拉油，以大火加熱，放入青江菜和鹽漬烏賊翻炒，油脂分布均勻後，加入黑木耳快速拌炒一下，以鹽胡椒調味即完成。

鹽漬烏賊其實可當成萬能調味料！用來燉煮或炒食物，都非常GOOD！

青江菜拌鹹梅乾 ························· 綠色配菜 水煮

只用鹹梅乾調味！和表面光滑的青江菜拌勻即可

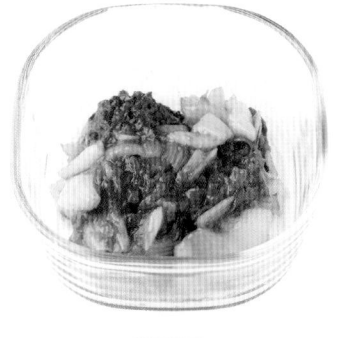

材料 （2人份）

青江菜…200g
鹹梅乾…1個
橄欖油…1小匙
鹽…少許

做法

1 青江菜的菜葉切大段，莖部切成一口大小，用鹽水汆燙至變軟。稍微放冷後，擠乾水分。

2 取出梅干的籽，用橄欖油拌成泥狀。

3 在料理盆中放入做法1，加入做法2拌勻即完成。

鹹梅乾不需用菜刀剁碎，用橄欖油拌成光滑的糊狀。梅子的味道明顯，非常好吃。

豆苗
櫻花蝦炒蠔油 ————————————————— 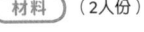 綠色配菜 炒

隱約的櫻花蝦香氣，讓青菜更容易入口

材料 （2人份）

豆苗…1盒
乾燥櫻花蝦…1大匙
麻油…1小匙
★蠔油…1/2大匙
★酒…1/2大匙

做法

1 豆苗切除根部，切成兩半的長度。
2 在平底鍋中放入麻油，以大火加熱，放入豆苗翻炒，變軟後轉至中火，放入櫻花蝦快速拌炒，加入★拌勻即完成。

使用熟凍櫻花蝦或乾燥櫻花蝦都OK！醋分含量較高的蠔油，只用一點點是可以的。

豆苗拌醋味噌 ———————————————————— 綠色配菜 微波

這是用微波爐烹調的，早上也有時間可製作

材料 （2人份）

豆苗…1盒
★味噌…2小匙
★醋…2小匙
★蜂蜜…2小匙
★柴魚片…5g

做法

1 豆苗切除根部，切成3等分。放入耐熱容器內，鬆鬆地包上保鮮膜，用微波爐加熱2分左右，充分瀝乾水分。
2 在料理盆中放入★混合均勻，加入做法1拌勻即完成。

豆苗CP值高，和任何口味都很搭配！還可享受清脆的口感。

海帶芽
四季豆炒柴魚片 ························ 黑色配菜 炒

以日式調味充分攝取富含膳食纖維的海帶芽！

材料 （2人份）

乾燥海帶芽…3g
四季豆…3根
麻油…1小匙
★醬油…1小匙
★柴魚片…5g

做法

1 海帶芽泡水還原，擠乾水分。四季豆斜切成薄片。

2 在平底鍋中放入麻油加熱，放入四季豆翻炒。顏色變鮮豔後，加入海帶芽，再加入★拌炒均勻即完成。

補充不足的膳食纖維，是具有解除便秘和排毒效果的菜餚！

明太子涼拌海帶芽 ················ 黑色配菜 燉煮

超養生＆超低醣的招牌常備菜！

材料 （2人份）

乾燥海帶芽…5g
黃芥末明太子…1/2條（40g）
★高湯…1/2杯
★味醂…1小匙
麻油…1小匙

做法

1 海帶芽泡水還原，擠乾水分。明太子去除薄膜，加入★混合均勻。

2 在小鍋或平底鍋中放入做法1加熱，燉煮至湯汁幾乎完全收乾，最後淋上麻油攪拌均勻即完成。

富含礦物質的海帶芽，咬起來脆脆的口感，令人上癮。高湯的濃度可以淡一點。

玉米筍
熱狗溫沙拉 ⋯⋯⋯⋯⋯⋯⋯⋯ 褐色配菜 小烤箱

忙碌的早晨可快速完成！簡單的一道菜

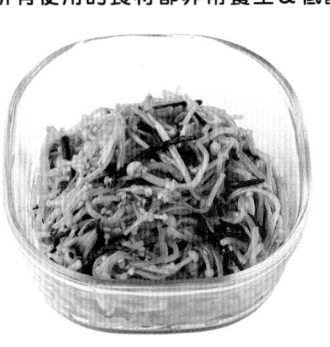

材料 （2人份）

玉米筍…10根
熱狗…5～6根
橄欖油…1小匙
起司粉…1大匙
顆粒黑胡椒粉…適量

做法

1 玉米筍斜切成兩半。熱狗斜切成2～3等份。

2 在小烤箱的烤盤上鋪鋁箔紙，放上做法1，撒上起司粉、黑胡椒粉，烤5分鐘左右即完成。

份量十足，非常有飽足感。建議使用低醣的熱狗。

金平（甜鹹口味）金針菇 ⋯⋯⋯⋯ 褐色配菜 炒

所有使用的食材都非常養生＆低醣！

材料 （2人份）

金針菇…100g
白蒟蒻絲…1/2袋
乾燥羊栖菜…3g
麻油…1小匙
★味醂…2大匙

★醬油…1大匙
七味辣椒粉…喜愛的份量
白芝麻粉…喜愛的份量

做法

1 羊栖菜泡水還原，瀝乾水分。金針菇切除根部、撕開。白蒟蒻絲放入熱水快速汆燙一下，瀝乾水分，切成和金針菇一樣的長度。

2 在平底鍋中放入白蒟蒻絲翻炒，等水分蒸發後，放入麻油、金針菇、羊栖菜。金針菇變軟後，加入★炒至收汁即完成。

3 可依個人喜好，撒上七味粉和芝麻。

金針菇、蒟蒻絲、羊栖菜都是低醣食材，所以可安心大口吃。

甜鹹蒟蒻燉鴻喜菇 ……………………… 褐色配菜 燉煮

添加低醣食材蒟蒻來增加飽足感

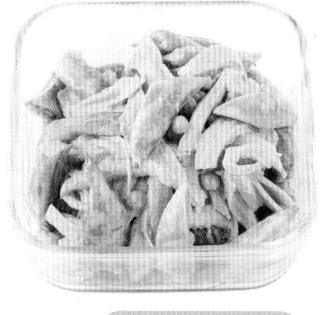

材料 （2人份）

蒟蒻塊…1塊　　　　★醬油…1/2杯

鴻喜菇…1盒　　　　★醬油…1大匙

鹽…少許　　　　　　★砂糖…1/2大匙

★麻油…2小匙　　　　★味醂…1/2大匙

★辣椒（切丁）

　…喜愛的份量

做法

> 不加辣椒，最後撒上七味粉也OK。

1 鴻喜菇切除蒂頭、撕開。蒟蒻塊上撒鹽揉捏一下，用水沖洗。劃入格子狀的刀痕，再切成容易食用的大小後，汆燙一下。

2 在平底鍋中放入蒟蒻翻炒，等水分蒸發後，放入★、鴻喜菇翻炒。炒至★均勻裹上蒟蒻、收汁即完成。

荷蘭豆沙拉
雞肉拌咖哩美乃滋 ……………………… 褐色配菜 水煮

咖哩和美乃滋都是男生的最愛！

材料 （2人份）

荷蘭豆　…15根　　　★美乃滋…3大匙

原味沙拉雞肉　　　　★咖哩粉…1小匙

　（市販）…150g　　★醬油…1小匙

鹽…少許

做法

> 沙拉雞肉非常有嚼勁，是份量十足的一道菜餚。

1 荷蘭豆去筋，用鹽水快速汆燙一下。大根的斜切成兩半。

2 沙拉雞肉用手撕開或切成容易食用的大小。

3 在料理盆中放入★混合均勻，加入做法1和做法2拌勻即完成。

沙拉雞肉味噌田樂

(褐色配菜) 小烤箱

沙拉雞肉上烤過的甜味噌香氣十足

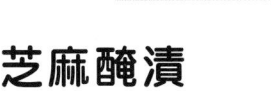

材料（2人份）

原味沙拉雞肉（市售）…150g
★味噌…1小匙
★砂糖…1/2小匙
熟白芝麻…少許

做法

1 沙拉雞肉擦乾水分，塗上已經事先混合均勻的★，撒上芝麻。
2 用小烤箱烤3～4分即完成。

> 可直接食用的沙拉雞肉，只要稍微變化一下，就是一道好吃菜餚。

芝麻醃漬長蔥海帶芽

(褐色配菜) 煎

這道菜的魅力，不只是煎過的蔥香氣

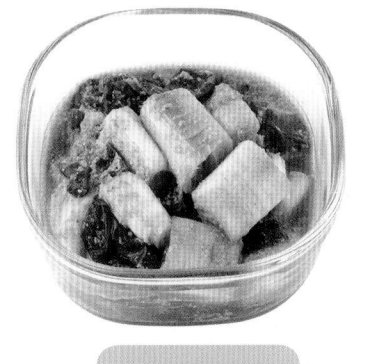

材料（2人份）

大蔥…2根
乾燥海帶芽…3g
麻油…1小匙
★熟白芝麻…2大匙
★醬油…2大匙
★醋…1大匙

做法

1 海帶芽泡水還原，擠乾水分。蔥小間隔劃上橫向刀紋後，再切成一口大小。
2 在平底鍋中放入麻油加熱，放入蔥煎至金黃色、變軟。
3 在料理盆中放入★混合均勻，加入做法**1**和做法**2**充分攪拌均勻即完成。

> 這是添加了麻油和芝麻香氣的日式醃漬菜。使用大蔥中段比較柔軟的部分。

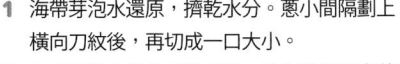

Part. 3

咖哩口味醃漬大頭菜 ················· 白色配菜 涼拌菜

平淡無味的大頭菜,添加咖哩就會讓人大口大口吃

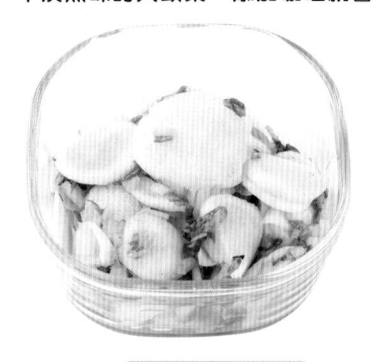

材料 （2人份）

大頭菜（蕪菁）…3顆

鹽…1/2小匙

★醋…1大匙

★橄欖油…1又1/2大匙

★鹽胡椒…少許

★咖哩粉…1/4小匙

做法

1 切下大頭菜的菜葉後,縱向切薄片,把1/2份量的菜葉切碎。撒鹽醃至變軟後,擠乾水分。

2 在料理盆中放入★混合均勻,加入做法1靜置30分即完成。

多放一天會更入味。剩下的菜葉,可運用在味噌湯等。

微波泡菜 ································· 白色配菜 微波

可依個人喜好做各種變化喔!

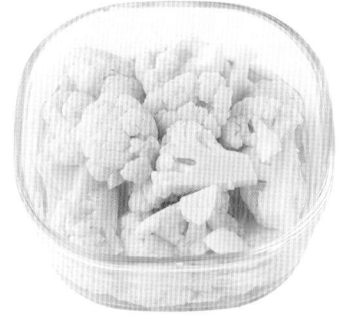

材料 （2人份）

白花椰菜…1/2個（200g）

★醋…4大匙

★水…4大匙

★砂糖…1大匙

★鹽…1/2小匙

做法

1 白花椰菜切成小朵。

2 在耐熱容器內放入做法1和★,鬆鬆地包上保鮮膜,用微波爐加熱3分左右。攪拌均勻後放入冰箱冷藏,讓泡菜更入味。

因為不想讓餘熱使食材變得過軟,從微波爐取出後,請撕開保鮮膜。

明太子拌鮮菇 ·········· 白色配菜 清蒸

大量攝取低醣＆富含膳食纖維的菇類吧！

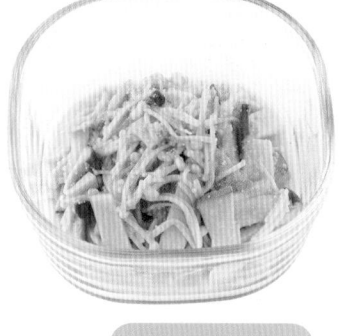

菇類可選擇鴻喜菇或杏鮑菇等自己喜愛的種類。是利用餘熱即可蒸熟的簡單菜餚。

做法

1 菇類切除蒂頭，撕開或切成容易食用的大小。明太子去除薄膜、壓碎。

2 在平底鍋中鋪上平底鍋專用的鋁箔紙，放入奶油融化，放上菇類，稍微和奶油拌一下。加入酒、明太子、胡椒鹽拌勻後，把鋁箔紙開口封起來，熄火，靜置至冷卻即完成（利用餘熱蒸熟。如果沒有平底鍋專用的鋁箔紙，也可加蓋悶熟）。

鱈魚卵奶油蒟蒻絲 ·········· 白色配菜 炒

海苔香氣的鱈魚卵咬起來有顆粒感，是美味義大利麵風的炒蒟蒻絲

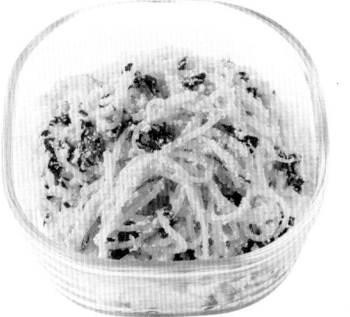

材料 （2人份）

白蒟蒻絲…1袋
鱈魚卵…1份
★奶油…1大匙
★美乃滋…1大匙

★醬油…少許
★鹽胡椒…少許
韓國海苔酥…2g

做法

1 白蒟蒻絲洗淨，快速汆燙一下瀝乾水分，切成容易食用的長度。

2 鱈魚卵去除薄膜，和★混合均勻。

3 在平底鍋中放入做法1乾炒，等水分蒸發後，加入做法2拌勻、熄火。起鍋前加入海苔拌勻即完成。

美乃滋和奶油真是低醣界的黃金拍檔。韓國海苔酥以撕碎的韓國海苔片取代也OK。

芝麻醬涼拌西洋芹 ·········· 白色配菜 涼拌

即使做好一段時間，仍能保留清脆口感的西洋芹

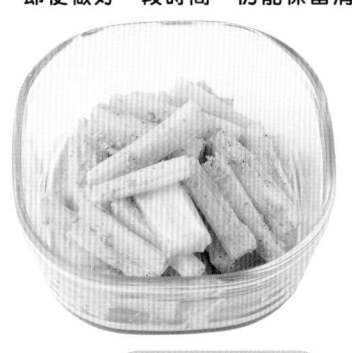

材料 （2人份）

西洋芹（只取莖部）…1根
★白芝麻粉…1大匙
★美乃滋…1大匙
★醬油…1小匙
★醋…1小匙

做法

1 西洋芹去筋，切成容易食用的大小。
2 在調理盆中放入★混合均勻，加入做法1拌勻即完成。

這種芝麻醬汁也可用在其他種類的蔬菜上。記住做法的話，非常方便！

水煮大豆沙拉 ·········· 白色配菜 涼拌

很像外賣的沙拉。看起來時尚，吃起來很爽口！

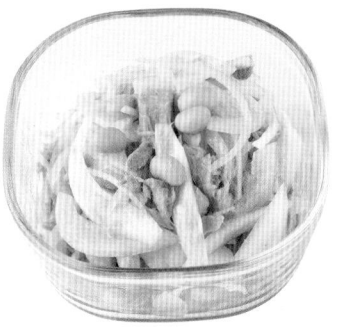

材料 （2人份）

水煮大豆…50g
水煮鮪魚罐頭…1罐
洋蔥…1/4個
★橄欖油…1大匙
★檸檬汁…1/2大匙
★鹽胡椒…少許

做法

1 大豆、鮪魚瀝乾湯汁。洋蔥切絲。
2 在調理盆中放入★混合均勻，加入做法1拌勻即完成。

檸檬風味非常清爽，可活用在早、中、晚餐的小菜上。

辣白菜風沙拉 ·· 白色配菜 涼拌

剛做好時是沙拉，過幾天就變成泡菜。醃愈久愈好吃

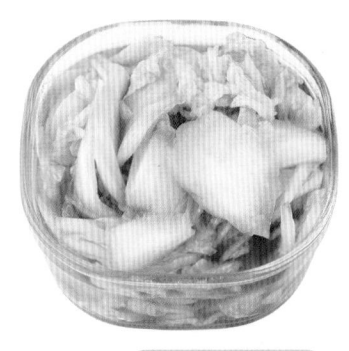

材料 （2人份）

大白菜…300g ★醬油…1大匙
鹽…少許 ★麻油…1大匙
★醋…1/2杯 ★辣椒（切丁）
★砂糖…20g 　　…1小撮

做法

1 大白菜切成容易食用的大小，撒鹽稍微變軟後，擠乾水分放入料理盆。

2 在小鍋中放入★煮至沸騰，趁熱倒入做法1稍微放冷後，放入冰箱冷藏30分以上，讓沙拉入味即完成。

都會陸續醃製，每天的味道都不同，可長久享受各種美味！

大白菜蘋果沙拉 ·································· 白色配菜 涼拌

放置時間久一點仍能保留清脆口感，吃起來清爽讓人食慾倍增

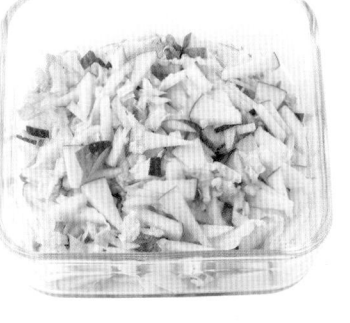

材料 （2人份）

大白菜…150g ★檸檬汁…1大匙
蘋果…150g ★橄欖油…1小匙
★鹽胡椒…少許

做法

1 大白菜切絲。蘋果不削皮，去除芯後，切成細長薄片。

2 在料理盆中放入大白菜，★依序放入鹽胡椒→檸檬汁→橄欖油持續拌勻，加入蘋果拌勻即完成。

整體來說水果都含有較多醣分，但如果當成沙拉提味的食材，是非常讚的!!

雙色芝麻火腿Piccata ····················· 黃色配菜 烘烤

黑白芝麻的香氣令人食指大動！

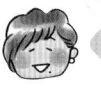

材料 （2人份）

蛋…1個
火腿…2片
熟白芝麻…1/2大匙
熟黑芝麻…1/2大匙
大豆粉…少許
沙拉油…1小匙

做法

1. 蛋打散。黑白芝麻混合均勻。
2. 火腿對半切開，撒上薄薄一層大豆粉，裹上蛋液。
3. 在平底鍋中放入沙拉油加熱，放入做法**2**，撒上約2小撮芝麻去煎。表面固定後取出，再裹上蛋液，以同樣方法再煎一次，一面撒上芝麻，一面裹上蛋液，反覆同樣的步驟直到蛋液用完，煎成厚片即完成。

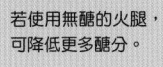
若使用無醣的火腿，可降低更多醣分。

＼ 我會大量使用的產品 ／
製作便當時
經常活用平底鍋專用鋁箔紙

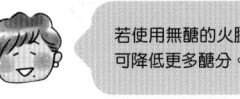

使用平底鍋烹調食物時，平底鍋專用鋁箔紙非常好用。不用油時不會燒焦，導熱更加迅速，因此很容易讓食材上色。而且還能防止鍋子變髒，洗鍋子時非常輕鬆，真是令人開心。煎烤過的食物，可連同鋁箔紙一起取出，用來保存，或是同一個平底鍋內，可同時放入好幾份，用鋁箔紙隔開的食材一起烹調，味道也不會互相干擾，這可是超好用的必殺技。在忙碌的早晨時光，也經常活用它！在此推薦給大家。

鯖魚罐頭的簡單小菜

& 辣味涼拌菠菜

用韓式辣椒醬和麻油烹調出丈夫也愛的韓式口味

材料（2人份）

水煮鯖魚罐頭…1罐
菠菜…1把（200g）
鹽…少許
★醬油…2小匙
★麻油…1小匙
★韓式辣椒醬…1小匙

做法

1　鯖魚瀝乾湯汁。菠菜用鹽水汆燙，沖一下冷水，擠乾水分，切除根部後，切成3cm的段。

2　在料理盆中放入★混合均勻，加入做法1的波菜和鯖魚，一面壓碎鯖魚，一面拌勻即完成。

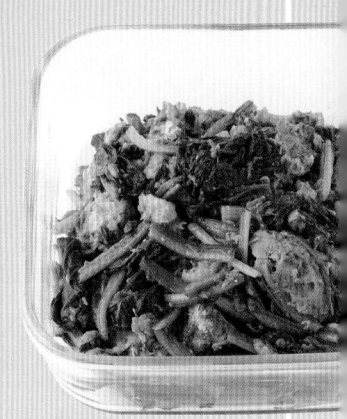

> 白蘿蔔用切片器來切的話，厚度就一樣，熟的速度也會一致。

& 芝麻沙拉

美味的關鍵在於同時使用芝麻粉和芝麻醬

材料（2人份）

水煮鯖魚罐頭…1罐
☆青花椰菜…150g
☆胡蘿蔔…150g
★白芝麻粉…1大匙
★白芝麻醬…1大匙
★砂糖…1大匙
★醬油…2小匙
★醋…2小匙
★味噌…2小匙
麻油…1大匙
熟白芝麻…喜愛的份量
鹽…少許

做法

1　鯖魚瀝乾湯汁。青花椰菜切成小朵，胡蘿蔔切成3mm厚的圓片。☆一起放入鹽水汆燙3分，用篩網撈起稍微放冷。

2　料理盆中放入★混合均勻，加入麻油繼續拌勻。

3　放入1/2份量的☆拌勻後，放入鯖魚一面壓碎，一面拌勻。加入剩餘的☆混合均勻，撒上個人喜愛份量的芝麻即完成。

※胡蘿蔔比較粗的話，可切成半月形。

營養充足，不損荷包的鯖魚罐頭，最近人氣搶搶滾。
水煮類型醣分含量更少，
因此是我家常備的食品。
因為已事先處理過了，只要稍微烹調一下
即可製作出美味佳餚，著實令人開心。

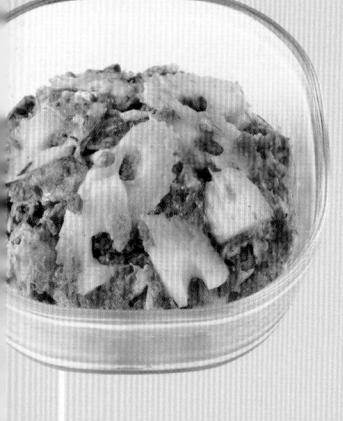

& 炒胡蘿蔔絲

裹上蛋和柴魚片風味的沖繩風炒菜

(材料)　（2人份）

水煮鯖魚罐頭…1罐
胡蘿蔔…1根
蛋…1個
沙拉油…1小匙
★醬油…1大匙
★柴魚片…5g

(做法)

1　鯖魚瀝乾湯汁。胡蘿蔔切絲。蛋打散。

2　在平底鍋中放入沙拉油加熱，放入胡蘿蔔翻炒，變軟後放入鯖魚，一面壓碎鯖魚，一面翻炒。

3　從鍋邊倒入蛋液，最後加入★拌炒均勻即完成。

& 西洋芹拌鹹梅乾

不需用火、可簡單烹調的小菜

(材料)　（2人份）

水煮鯖魚罐頭…1罐
西洋芹…1根
★鹹梅乾…1個
★麻油…1小匙
★醬油…1小匙

(做法)

1　鯖魚瀝乾湯汁。西洋芹去筋，斜切成薄片。鹹梅乾去籽，用菜刀剁碎。

2　在料理盆中放入★合均勻，加入西洋芹、鯖魚，一面壓碎鯖魚，一面拌勻即完成。

※只用西洋芹的莖部。撒點起司粉也很讚！或是撒上起司絲烤一下再吃也OK！

配料十足的湯品

在還沒習慣吃小便當前，建議增加
配料十足的湯品或味噌湯！
可把一碗份量的湯裝入小型保溫罐，和便當一起帶走！

日式豆漿巧達湯

**蛤蠣和味噌的鮮甜味，添加口味溫和的豆漿。
無論搭配西式或日式菜餚都很合**

材料 （2～3人份）

蛤蠣肉…40g
洋蔥…1/2個
高麗菜…2片
油豆腐…1/2片
高湯…1又1/2杯
豆漿…150㎖
味噌…1大匙

做法

1 洋蔥切絲，高麗菜切小塊。油豆腐切細
絲。
2 在鍋中放入高湯、洋蔥加熱，沸騰後轉
小火，煮至洋蔥變透明。
3 加入蛤蠣、高麗菜、油豆腐，煮至高麗
菜變軟，加入豆漿、味噌，把味噌調開
即完成。

※蛤蠣使用冷凍或水煮罐頭較方便。加入豆
漿後，注意不能煮至沸騰！

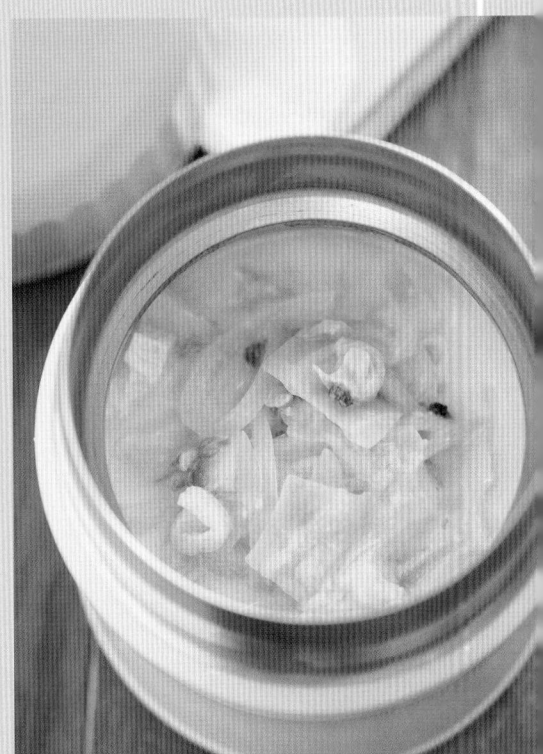

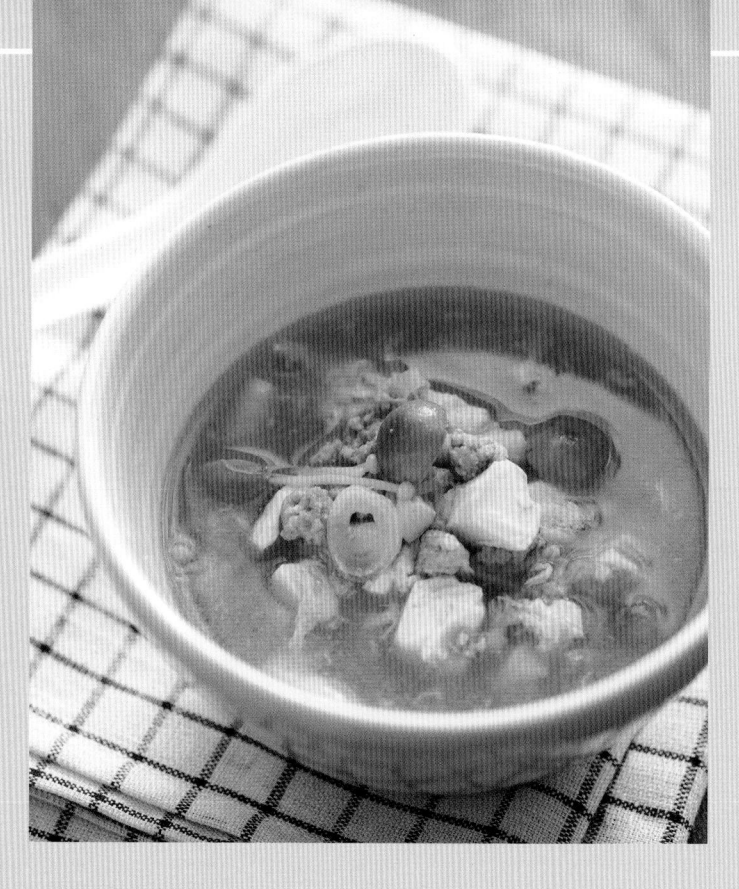

鮮菇酸辣湯

酸味和辣味都會讓人上癮的湯。可搭配無肉類菜餚的便當

(材料) （2～3人份）

豬絞肉…60g

數種喜愛的菇類…共100g

嫩豆腐…60g

蛋液…1個份

大蔥…3cm

薑泥…少許

雞高湯…水2杯

　＋1/2小匙雞粉

★醋…2大匙

★醬油…2大匙

★砂糖…2小匙

★辣油…1小匙

麻油…1小匙

(做法)

1 菇類切除根部或蒂頭，撕成小朵或切成薄片。蔥切成蔥花。★混合均勻。

2 在平底鍋中放入麻油加熱，放入絞肉翻炒。變色後，加入蔥和薑快速翻炒一下，加入雞高湯燉煮。

3 沸騰後，加入菇類，豆腐一面撥塊，一面加入，約煮5分。加入★，最後淋上一圈蛋液即完成。

※菇類包括鴻喜菇、金針菇、鮮香菇、滑子蘑（Pholiota nameko）等。

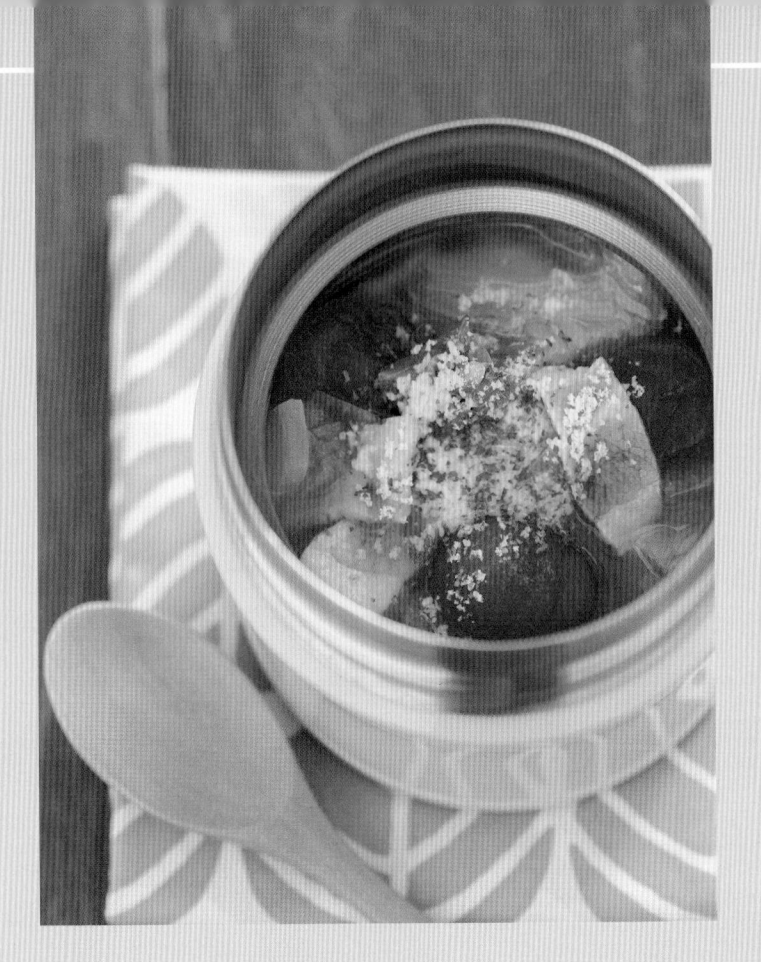

義大利雜菜湯（Minestrone）

西式湯品的代表。家裡現有的蔬菜皆可放入湯裡！

材料（2～3人份）

- ☆大白菜…2片
- ☆洋蔥…1/2個
- ☆小番茄…4個
- ☆培根…40g
- ★水…2杯
- ★雞粉…2小匙
- ★鹽胡椒…少許
- 乾燥洋香菜粉…喜愛的份量
- 起司粉…喜愛的份量

做法

1　☆切成容易食用的大小。
2　在鍋中放入★加熱，沸騰後加入大白菜、洋蔥、培根去煮，變軟後加入小番茄。。
3　盛入容器，撒上洋香菜粉、起司粉即完成。

※一面壓碎番茄一面喝也很美味。

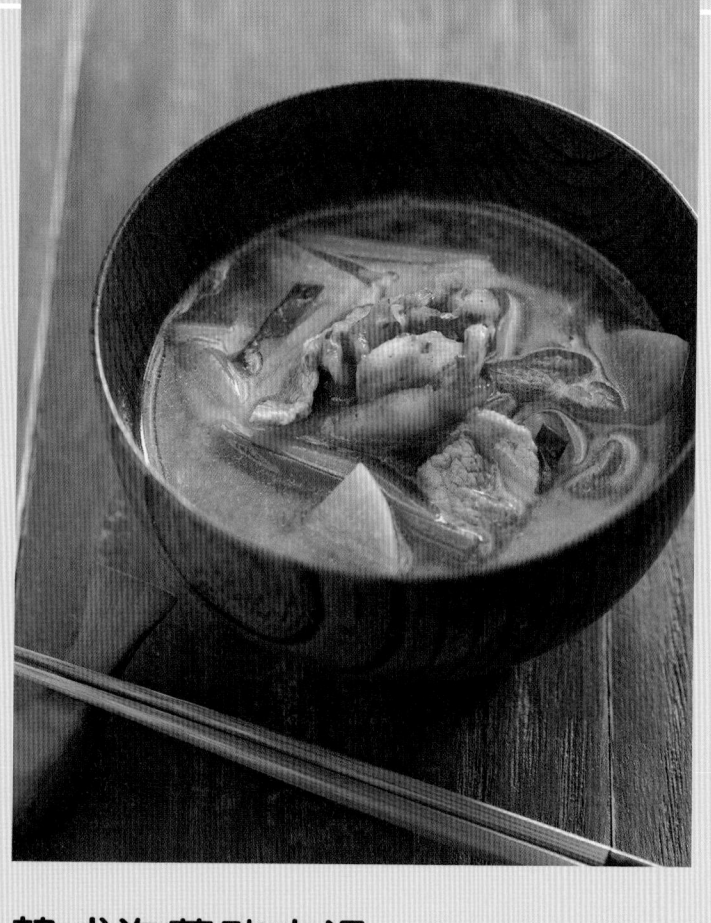

韓式泡菜豬肉湯

在味噌湯中放上韓式泡菜作為配料，是YUKIRICHI家的招牌

（材料）（2～3人份）

豬肉…60g
白蘿蔔…2㎝
蔥…2根
豆芽菜…30g
韓式泡菜…喜愛的份量
高湯…2杯
味噌…1大匙
麻油…1小匙

（做法）

1　豬肉如果太大塊，就切成容易食用的大小。白蘿蔔切成扇形。蔥切成5cm的段。

2　在鍋中放入麻油加熱，放入豬肉翻炒。變色後加入白蘿蔔、豆芽菜，油脂分布均勻後，加入高湯。

3　沸騰後熄火，加入蔥花，味噌調開後加入。盛入容器，放上泡菜即完成。

搭配便當一起吃！很簡單！

低醣甜點

市售的低醣甜點雖然好吃，
但自己製作比較省錢。以下是我經過無數次嘗試，
才揣摩出覺得「很棒！」有自信的食譜。

平底鍋豆渣布朗尼蛋糕

橄欖油採用可可含量高的巧克力和低醣鬆餅粉製作的。
即使沒有模型或烤箱都能做出來。

 材料

豆渣…50g	鬆餅粉…50g
核桃…15g	可可膏…5g
巧克力	蛋…1個
（可可含量70%以上）	豆漿…2大匙
…30g	橄欖油（烘烤用）
橄欖油…10g	…1小匙

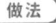 做法

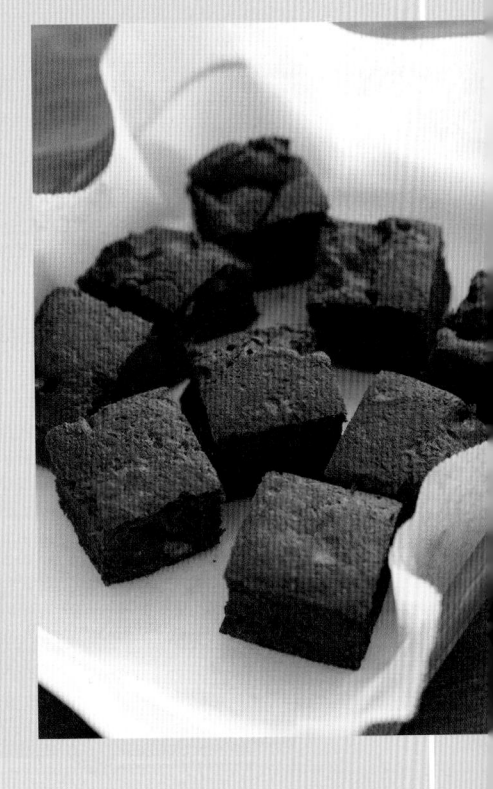

1 核桃切粗顆粒。巧克力放入耐熱容器內壓碎，不
用包保鮮膜，用微波爐加熱1分左右融化後，加
入橄欖油用小型的打蛋器充分攪拌均勻。

2 在另一個調理盆內放入鬆餅粉、可可膏混合均勻
後，加入豆渣、蛋用打蛋器繼續攪拌均勻。

3 加入做法1的巧克力攪拌均勻，再加入豆漿、核
桃，換成橡膠刮刀快速拌勻。

4 平底鍋中放入橄欖油，以小火加熱，放入做法
3，整成四角形。加蓋烘烤約10分，底部烤熟
後，翻面再加蓋烘烤約10分即完成。

※請使用低醣的鬆餅粉。

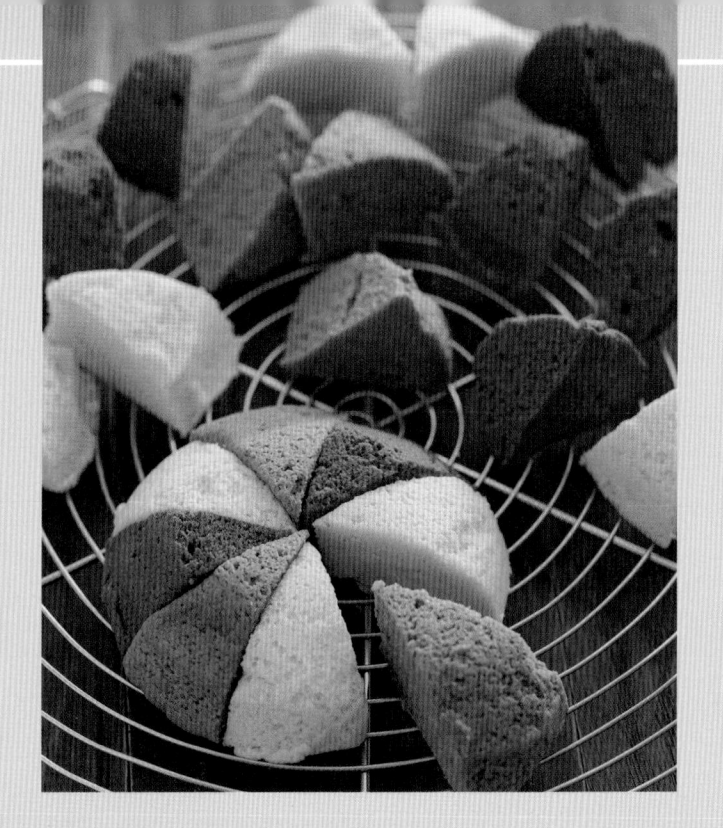

豆渣蒸麵包

只要一個調理盆和微波爐就能做出來，簡單的甜點

(材料)（2～3人份）

豆渣…50g
蛋…1個
豆漿…1大匙
液體羅漢果糖…1大匙
橄欖油…1小匙
泡打粉…1/2小匙
香草精…數滴

有添加油脂，所以就算放了一段時間也很鬆軟

(做法)

1 在耐熱盆中放入所有材料，用小型的打蛋器充分攪拌均勻。

2 變成光滑的糊狀後，鬆鬆地包上保鮮膜，用微波爐加熱2分左右

3 取出倒扣後，鬆鬆地包上保鮮膜，直接放至冷卻即完成。

※若想取代香草精，可可口味可加入1小匙可可膏，抹茶口味可加入1小匙抹茶粉加以混合。也可用自己喜愛的容器，如耐熱的真空容器或馬克杯等來製作。

事先做起來非常方便的醋洋蔥

具有減重效果、對健康又有助益，最近非常流行的醋洋蔥。
事先做起來，可用在便當，也可用在平常的餐食，總之非常方便好用！
新玉洋蔥的產季到來時，我會加少量的蜂蜜來製作，家裡隨時都有。

醋洋蔥

一開始心想「做這麼多，吃得完嗎!?」沒想到1個星期就吃光光！

材料

新玉洋蔥…2個
★醋…淹過食材（約2杯）
★蜂蜜…1大匙
★鹽…2小撮

做法

1 洋蔥順著纖維切絲。靜置在空氣中30分（不用泡水）。
2 在夾鏈袋中放入做法1和★，揉捏一下。
3 放入冰箱冷藏一晚即完成。

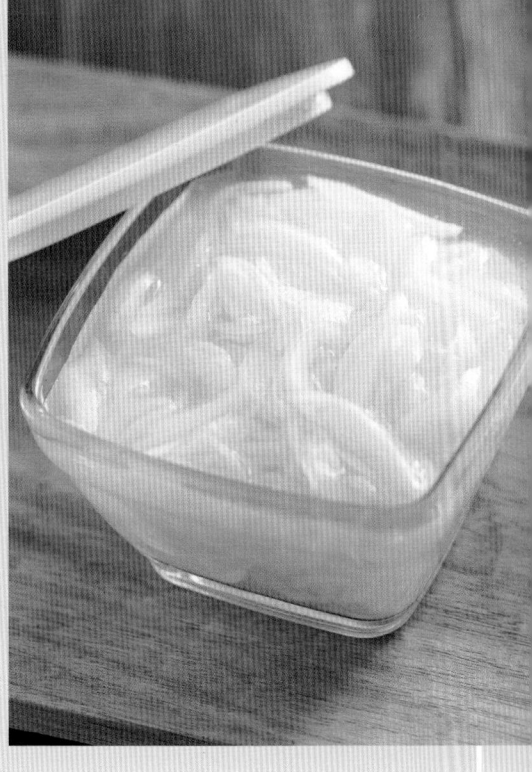

放入冰箱可保存1星期。總之非常萬能。吃冷豆腐或日式涼粉都可加，吃生菜時可搭配喜愛的食用油當成淋醬。也可當成烤魚的點綴菜，也可當成重口味菜餚的清口食物。拌入柴魚片或韓國海苔一起吃的話，也非常爽口美味。

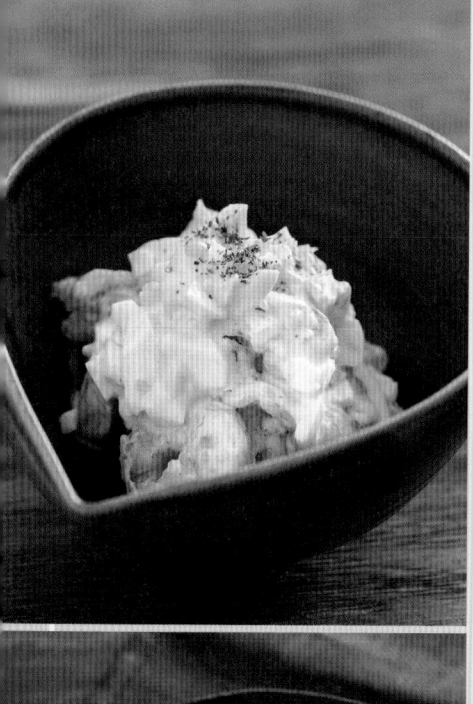

醋洋蔥變化食譜1

塔塔醬鮮蝦沙拉

適合做沙拉，當然和炸物也很搭配喔！

材料 （2~3人份）

熟蝦仁（小）…200g

★水煮蛋…2個

★醋洋蔥的洋蔥…20g

★醋洋蔥的汁…1/2小匙

★美乃滋…3大匙

★鹽胡椒…少許

乾燥洋香菜粉…喜愛的份量

做法

1　水煮蛋和醋洋蔥的洋蔥切大塊。★全部混合均勻。

2　蝦仁和做法1拌勻，撒上洋香菜粉即完成。

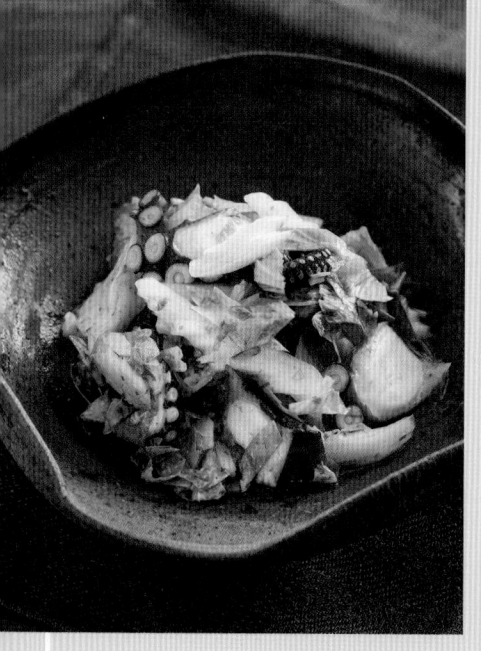

醋洋蔥變化食譜2

章魚西洋芹
青海苔醃漬物

只要使用醋洋蔥的汁，醃漬物製作起來很簡單

材料 （2~3人份）

水煮章魚…150g

西洋芹…1根

★醋洋蔥的汁…淹過食材（約3/4杯）

★青海苔粉…1小匙

★橄欖油…1大匙

做法

1　章魚斜切成容易食用大小的片。西洋芹去筋，斜切成薄片，菜葉剁碎。

2　在夾鏈袋內放入做法1和★，放入冰箱冷藏靜置1小時以上即完成。

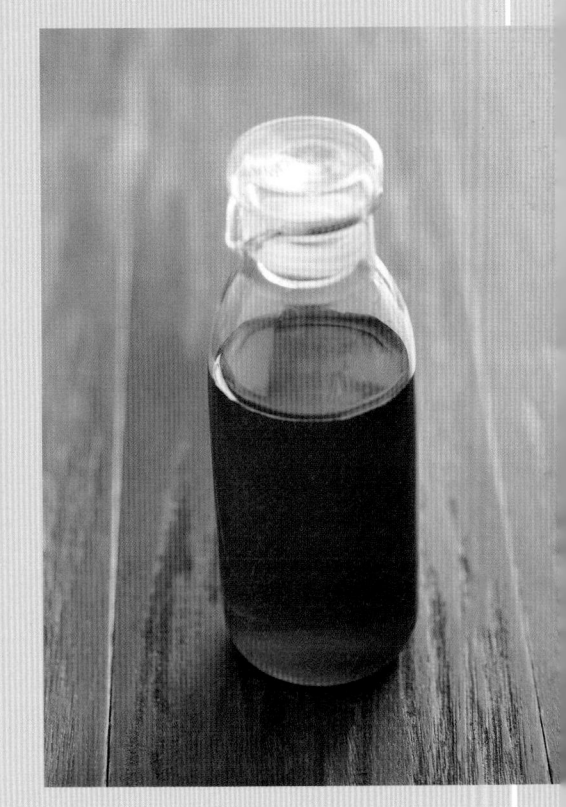

專欄 做法簡單！美味！

自製柚子醋和變化菜色

這和醋洋蔥一樣，使我家必備的調味料。
市售的柚子醋，出乎意料醣分含量非常高…
只要添加自己喜愛的油品，就能當成淋醬善加運用。

自製柚子醋

冰箱裡如果沒有它，就覺得不安！使用檸檬或其他柑橘類果汁製作也OK

材料

高湯…3/4杯
酒…3/4杯
醬油…1/4杯
醋…1/4杯
鮮榨香柚汁…1/4杯

做法

1　在鍋中放入高湯、酒加熱，煮至沸騰。
2　熄火，稍微放冷後，加入醬油、醋、香
　　柚汁攪拌均勻，直接放至冷卻即完成。

※放入冰箱冷藏，約可保存1星期。
當然能用在涮涮鍋或湯豆腐上，炒菜
時也可用來調味，用這個來滷雞翅真
是極品。加入麻油或辣油拌勻，把水
煮蛋放進去醃漬，即可做成口味清爽
的溏心蛋。

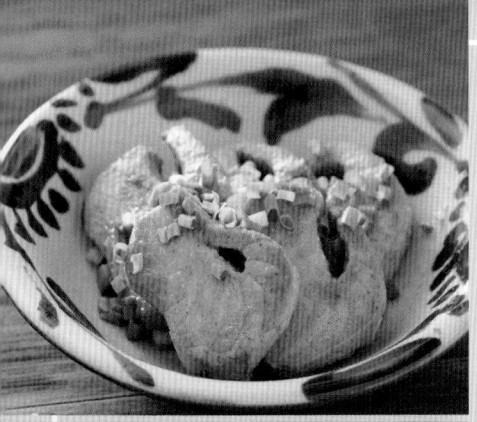

柚子醋煎柴魚

煎到香氣四溢裹上醬汁

材料 （2～3人份）

生魚片用柴魚…150g
鹽胡椒…少許
大豆粉…適量
橄欖油…1小匙
★自製柚子醋…1又1/2大匙
★薑泥…1小匙
蔥…1根

做法

1 ★混合均勻。蔥切成蔥花。柴魚切成1.5cm寬的魚片，撒上鹽胡椒，裹上大豆粉。
2 平底鍋中放入橄欖油，以大火加熱，放入柴魚，兩面都煎熟。上色後加入★，均勻裹上醬汁。盛入容器，撒上蔥花即完成。

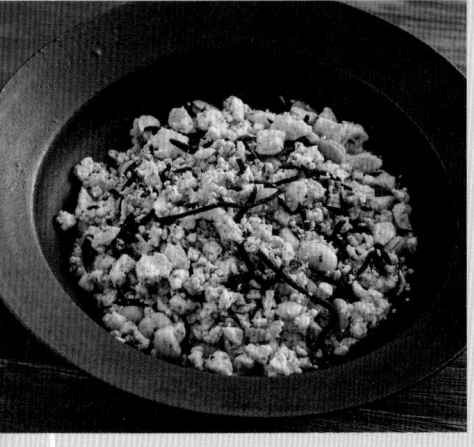

柚子醋豆腐炒飯

讓豆腐看起來像白飯，是低醣的創意中菜

材料 （1人份）

板豆腐…1塊
乾燥羊栖菜…3g
冷凍毛豆…30g
蛋…1個
★自製柚子醋…1大匙
★鹽…少許
★顆粒黑胡椒粉…少許

做法

1 羊栖菜泡水還原。毛豆解凍。
2 蛋放入耐熱容器內，鬆鬆地包上保鮮膜，用微波爐加熱20秒左右，取出壓碎。再上保鮮膜微波20秒後再壓碎。（變成像炒蛋的狀態即可）。
3 用2張廚房紙巾包起豆腐，用微波爐加熱2分左右瀝乾水分。放入平底鍋炒碎，用大火炒。
4 炒至類似白飯那樣的顆粒狀後，加入做法1、做法2攪拌均勻，也加入★調味即完成。

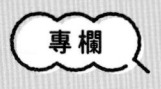

克服減重停滯期的方法！

除了餐食改成低醣外，我也會做以下的幾件事，
效果如何不太清楚（笑）。不過在體重沒有減輕的停滯期時，
可作為轉換心情的方法，有價值嘗試做看看喔！

1 間隔快走

透過每次33分鐘的適度運動來轉換心情

這是我經常一個人會做，或是和住在附近的母親一起做的間隔快走，我先生休假時也會一起來。我們會去各個不同的公園走，一面走一面聊天也非常愉快。做法是每3分反覆「慢走」和「快走」的步驟，總共走33分鐘。如果在家走的話，我會帶著廚房用的計時器，這種運動對我先生這種不愛出門的人來說，不會造成肌肉酸痛。基本上，我設定的目標是，天氣好的話每星期去走3次以上。

「反覆慢走和快走的步驟」

1組

慢走 3分 « 快走 3分 « 慢走 3分

33分 = 慢走 3分 + 共反覆5組

C o l u m n

慢走和快走的重點

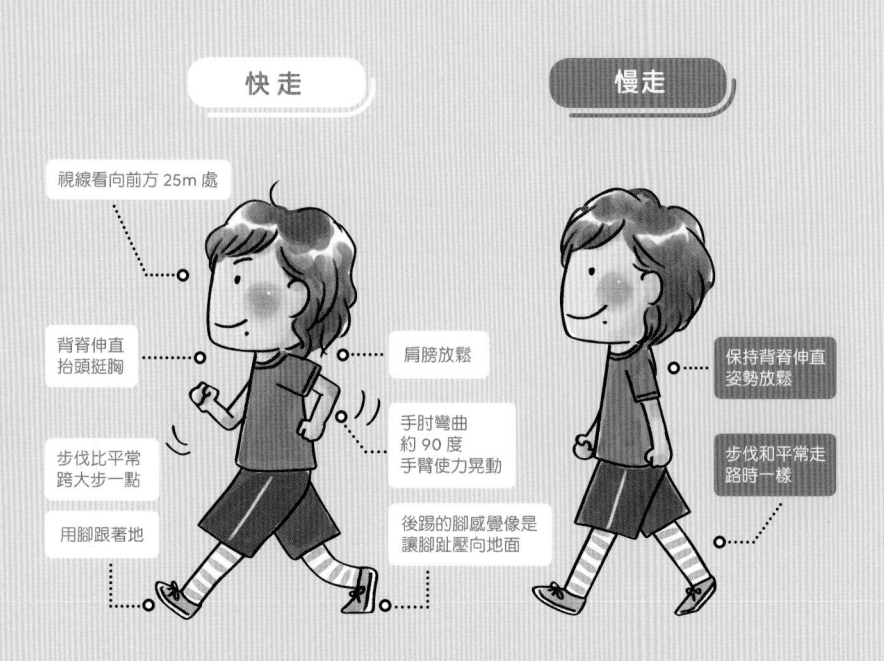

快走　　　　　　　**慢走**

- 視線看向前方 25m 處
- 肩膀放鬆
- 背脊伸直抬頭挺胸
- 手肘彎曲約 90 度手臂使力晃動
- 保持背脊伸直姿勢放鬆
- 步伐比平常跨大步一點
- 步伐和平常走路時一樣
- 用腳跟著地
- 後踢的腳感覺像是讓腳趾壓向地面

2　剛泡完澡時的按摩

使用薰香精油來紓緩放鬆

模仿去健身房做伸展操，或去美容瘦身中心做SPA，按摩30分鐘。感覺脂肪原本有顆粒狀，有逐漸變軟、好像比較容易消除減少⋯（笑）。因為有使用精油，肌膚不會變乾燥，也具有放鬆的效果。

會針對比較粗的手臂或腳部進行按摩

非常愛用德製天然的frei öl（膚瑞益）按摩油。

針對丈夫的Q&A

YUKIRICHI說：「兩人一起愉快實踐就能持續。」
編輯部特別針對丈夫進行真心話的採訪！

Q1 請問您是如何開始減重的？

起初是我太太先開始減重，我看到她略有成果，非常開心的模樣，我覺得自己應該也可以做到，所以就開始了。我心想，只有太太一個人變瘦，我跟她走在一起時，看起來應該不太協調。

就吃吧！就算體重增加，也不需焦急，只要持續實踐，就會下降到原來的體重，像音樂中的降音記號，有點像在玩遊戲的感覺，所以能夠愉快地瘦下來。

Q2 為什麼半途而廢、持續減重呢？

老實說，是因為自己沒有感覺逞強到需要半途而廢。不需要被「幾天就要瘦到幾公斤！」這種目標所束縛，想吃的時候，不要忍住，

Q3 你現在不會懷念原本最愛的拉麵和白飯嗎？

很意外的，我很快就不再懷念這些食物，因為有我太太有認真研究過（？），讓我知道還有比拉麵更美味的其他菜餚。「不僅好吃，我想吃對健康有助益又好吃的食物」我的想法改變成這樣，我自己也非常驚訝。

Q4 周遭的人有什麼反應呢？

體重剛開始變輕那段期間，正好在工作上被賦予重要的使命，因此周遭的人都以為我是因為太過勞心勞力才開始變瘦的。同事們也會問我：「你有什麼煩惱的事情嗎？」或「有什麼困擾嗎？」也有人訝異地問：「你身體這麼龐大，吃比我還要小的便當，沒問題嗎？」

Q5 低醣減重愉快嗎？

我會高舉雙手說：「Yes！」到了這個年齡，已經看清世間的現實，有

雖然體重會稍微增加……

外食的隔天，

但覺得「可惡」的心情，會轉化成減重的更大動力。

達成減輕體重的成就感，得到回報的感覺會有2倍、3倍呢！

時候努力不一定會有回報，但低醣減重是不會背叛你的，只要認真實行，一定會反應在成果上。我本來就是個不喜歡生活上有太大變化、很怕麻煩的人，原本以為改變想吃什麼的生活根本不可能，但從小處開始改變起，還真的有了相當大的改變呢！「只要有個小契機，人或許就會改變呢！這個道理，人或許不只是用在減重上而已，其他方面也可以。」感覺自己變得更有自信了。

Q6 請向 YUKIRICHI 女士發表一下感言！

非常感謝太太每天一大早起來幫我做便當。我常會想，如果我的工作不需要這麼早出門的話，就能讓太太多睡一點，我看到她總是開心地幫我做便當，我真的是感激不盡。太太是我減重的老師，也是互相激勵的好朋友，更是互相競爭的對手…最重要的，太太是我最棒的伴侶。因為有太太的存在，我才能健康長壽（笑），以後還要繼續拜託妳多多照顧了！

Q7 對於想開始嘗試減重的各位，你有什麼建言呢？

低醣減重的每一天，都有新發現。可能會看到前所未有的事情而感到訝異，愉快的每一天真的是充滿刺激，愉快的每一天。一個人減重可能很困難，兩個人一起的話，就變得非常愉快。當然可以把身體多餘的東西消除掉，感覺心靈也變得非常輕鬆。消除的不只是體重，或許還有負面的思考模式。真心推薦各位夫妻一起來挑戰這能增進夫妻情誼的低醣減重法！

我沒有在研究烹飪，也沒有從事食物顧問的工作，只是在鄉下土生土長、再平凡不過的家庭主婦。現在還是一樣。

因為我本身的個性非常懶散又隨便，針對減重這件事完全就是差不多就好，就算有人說：妳好努力！我也沒有很努力的記憶……（笑）。只是非常愉快。體重減輕真的超級開心！就是如此而已。

雖然說菜餚可事先做起來備用，但也只是3天左右的份量。然後裝進小小的便當盒就完成了。我沒有追求模特兒身材或要變成人人稱羨的體型。所以我根本都不努力。我們這樣的夫妻（有啦！我先生每天工作非常努力（笑）），還有我如此遜色的食譜，和我們兩人減重的過程要出書，最感到訝異的，正是我自己。

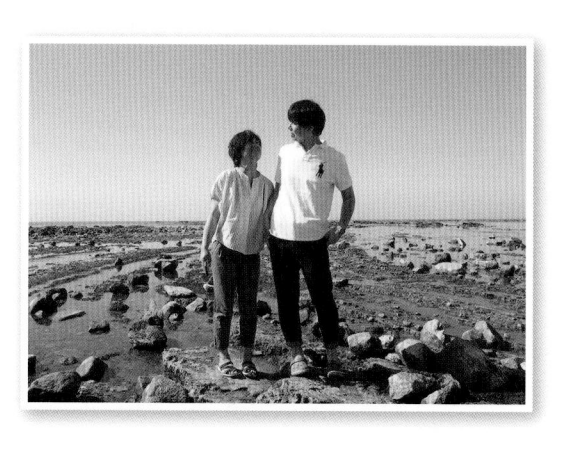

我覺得這本書當然適合從現在起想實踐低醣飲食的人，或想減重又不想太努力、努力不了的人，以及不擅長烹飪或只想學習簡單食譜的人等來閱讀，也適合任何人來閱讀。

有好多事情都是部落格或Instagram的粉絲們幫忙做的，正因為有各位的留言和按讚，才能成書。真的是感激不盡！今後，我們夫妻倆的感情會變得更好，且不復胖地度過健康的人生，才是對各位最好的回報（或許不是如此（笑））。

最後，敬祝閱讀本書的讀者，吃得美味，過得健康，最重要的是能減重成功！

在此衷心感謝所有與本書相關的工作人員。

以及，我最愛的老公，真的謝謝你！

YUKIRICHI（齋藤由貴子）

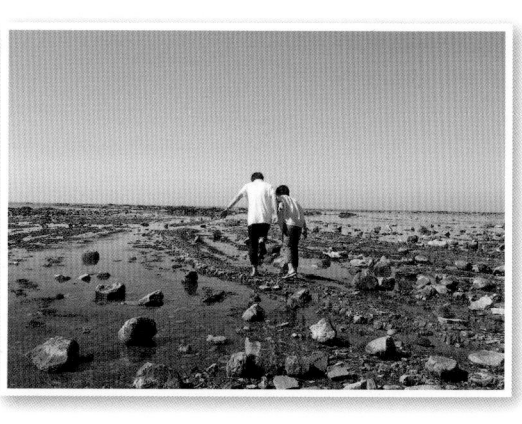

位於從我家開車約40分鐘處的男鹿市鵜之崎海岸。

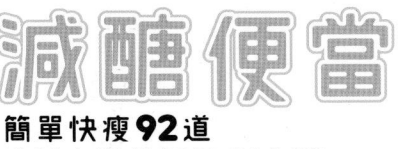

簡單快瘦 **92** 道
這對夫婦 **3** 個月各減 **10** kg

原 著 名＊糖質オフの満足弁当で　夫婦ともに 3 か月で 10 キロヤセました

作　者＊YUKIRICHI（齋藤由貴子）
譯　者＊陳燕華

2020 年 3 月 23 日 初版第 1 刷發行

發 行 人＊岩崎剛人
總 經 理＊楊淑媄
資深總監＊許嘉鴻
總 編 輯＊呂慧君
主　　編＊林英杰
設計主編＊許景舜
印　　務＊李明修（主任）、張加恩（主任）、張凱棋

台灣角川

發 行 所＊台灣角川股份有限公司
地　　址＊105 台北市光復北路 11 巷 44 號 5 樓
電　　話＊(02) 2747-2433
傳　　真＊(02) 2747-2558
網　　址＊http://www.kadokawa.com.tw
劃撥帳戶＊台灣角川股份有限公司
劃撥帳號＊19487412
法律顧問＊有澤法律事務所
製　　版＊鴻友印前數位整合股份有限公司
Ｉ Ｓ Ｂ Ｎ＊978-957-743-648-1

國家圖書館出版品預行編目資料

減醣瘦身便當：超飽足,這對夫婦3個月各減10kg
／ YUKIRICHI 作；陳燕華譯. -- 初版. -- 臺北市：
臺灣角川, 2020.03
　　面；　公分.

譯自：糖質オフの満足弁当で夫婦ともに3か月で10
キロヤセました
ISBN 978-957-743-648-1(平裝)

1.減重　2.健康飲食　3.食譜

411.94　　　　　　　　　　　109001156

TOSHITSU OFU NO MANZOKU BENTO DE
FUFU TOMONI 3KAGETSU DE 10KIRO YASEMASHITA
©Yukirichi 2019
First published in Japan in 2019 by KADOKAWA CORPORATION, Tokyo.
Complex Chinese translation rights arranged with KADOKAWA CORPORATION, Tokyo.